AF670865

Dr. med. dent. Wolfgang Kufahl
Prof. em. Prof. Dr. med. habil. Karl Hecht

Mundgesundheit

Durch Naturzeolith zur ganzheitlichen Mundgesundheit

SPURBUCHVERLAG

Mundgesundheit

Durch Naturzeolith zur ganzheitlichen Mundgesundheit

Dr. med. dent. Wolfgang Kufahl
Prof. em. Prof. Dr. med. habil. Karl Hecht

Bibliografische Information der Deutschen Nationalbibliothek

Die Deutsche Nationalbibliothek verzeichnet diese Publikation in der Deutschen Nationalbibliografie; detaillierte bibliografische Daten sind im Internet über http://dnb.dnb.de abrufbar.

1. Auflage Januar 2019
© Spurbuchverlag, 96148 Baunach
info@spurbuch.de, www.spurbuch.de

Ausführung: pth-mediaberatung GmbH, Würzburg

ISBN 978-3-88778-548-2

Weitere Bücher zu den Themen Gesundheit und Alternative Medizin finden Sie unter www.spurbuch.de.
Fordern Sie auch unser Gesamtprogramm „Aktiv & Gesund leben“ an – im Internet oder unter info@spurbuch.de.

Inhaltsverzeichnis

Wichtiger Hinweis

Die Medizin ist eine Wissenschaft, die sich seit Jahrhunderten ständig verändert. Forschungsarbeiten vermehren täglich den Erkenntnisstand. Mit Bezug auf den weltbekannten Arzt Rudolf Virchow (1821-1902) wird unsererseits nachdrücklich betont, dass die Medizin eine individuumsbezogene Lebenswissenschaft ist. Deshalb können z. B. Verläufe von Erkrankungen und Therapieeffekte und ihre Dosierung bei jedem Menschen unterschiedlich sein.

Der vorliegende Text dieses Buches ist von uns mit bestem Wissen und Gewissen, unter Einbeziehung des gegenwärtigen wissenschaftlichen Erkenntnisstands sorgfältig bearbeitet worden.

Ungeachtet dessen und der Tatsache, dass die Medizin eine individuumsbezogene Lebenswissenschaft ist, können die Autoren und der Verlag für gegebene Empfehlungen keine Gewähr und keine Haftung übernehmen. Beratungen mit dem jeweiligen Zahnarzt oder Arzt sind daher unbedingt erforderlich.

Vorwort

In zunehmendem Maße setzt sich die schon seit Jahrhunderten von progressiven Ärzten vertretene Auffassung durch, dass für ein permanentes Gesundsein der allseitig ausgeprägte gesunde Lebensstil das beste Mittel ist. Zum gesunden Lebensstil gehören aber viele Facetten unseres täglichen Lebens, wie z. B. Bewegung, richtige Ernährung, erholsamer Schlaf, geistige Aktivitäten und eine optimistische Einstellung. Wir möchten mit diesem Buch eine Facette beschreiben, die bisher unterschätzt wurde, und aufzeigen, dass zur optimalen Realisierung eines gesunden Lebensstils die ganzheitlich ausgerichtete Mundgesundheit und, unter den heutigen umweltbelasteten Lebensbedingungen, auch der vulkanische Naturzeolith, vor allem durch seine entgiftenden Eigenschaften, gehören. Die Inspektion des Mundes, vor allem auch die der Zunge, gehörte seit jeher zur Diagnose einer Erkrankung.

Der Mund ist das Tor für unseren Körper, aber gleichzeitig auch der Reflektor für die ganzkörperliche Gesundheit oder für die ganzkörperliche Erkrankung. Schon der griechische Philosoph Platon behauptet, dass niemals ein Organ allein erkrankt ist, sondern immer der gesamte menschliche Körper! Über den Mund gehen alle Nahrungsmittel, alle Getränke und die Luft zum Atmen.

Während das Atmungssystem ein Zweiwegesystem ist, Einatmen von Sauerstoff und Ausatmen von Kohlendioxid, ist das Verdauungssystem bei Gesunden als Einwegesystem ausgerichtet. Im Krankheitsfall kann es auch ein Zweiwegesystem sein, z. B. der spezifische Mundgeruch eines Diabetikers oder das Erbrechen bei einer Vergiftung.

Im Mund befindet sich eine Unmenge von Sensoren des Nervensystems, z. B. die Geschmackssensoren, die Tastsensoren der Zunge und Lippen, Schmerzsensoren der Zähne und eine symbionte Mundflora. Mit dem Mund können wir sprechen, singen und pfeifen. Die Sensoren des Nervensystems und auch die Mundflora sind über das Gehirn in vielfältiger Weise vernetzt, so dass der Mund mit allen Funktionssysteme des Körpers verbunden ist und auch gegenläufig vom Gehirn gesteuert wird.

Redewendungen wie zum Beispiel „Am Zahn hängt der ganze Mensch“ oder „Gut gekaut ist halb verdaut“ bringen die Ganzheitlichkeit der Vernetzung des Mundes zum Ausdruck.

Unser Anliegen ist es, wissenschaftlich fundiert zu erklären, dass Mundgesundheit ganzkörperliche Gesundheit bedeutet und zwar in einer Wechselbeziehung mit der Umwelt. Der Mensch ist quasi ein offenes System, welches mit allen Umwelteinflüssen, nützlich oder schädlich, Wechselbeziehungen eingehen kann.

In diesem Zusammenhang ist zu wissen, dass der Mund ein Vorfilter gegen Schadstoffe, Gifte, Erreger, Parasiten, Pilze usw. sein kann. Unter den heutigen Bedingungen unterliegt die Menschheit unseres Planeten einer schleichenden Vergiftung. Der Vorfilter des Munds und auch die Entgiftungssysteme des Menschen (Leber, Lunge, Niere, Darm, Haut und Lymphsystem) sind vielfach überlastet. Infolgedessen ist eine permanente Entgiftung unbedingt erforderlich. Als Naturmittel hat sich der Naturzeolith in den letzten Jahrzehnten für die Entgiftung des menschlichen Körpers bestens bewährt.

Um die Mundgesundheit als Reflektor der ganzkörperlichen Gesundheit zu gewährleisten, bietet der Naturzeolith, der völlig untoxisch ist, eine sichere Hilfe. Das bestätigen zahlreiche Studien. In ausdrücklichem Bezug auf diesen wissenschaftlichen Erkenntnisstand nennen wir unser Buch auch „Mundgesundheit. Durch Naturzeolith zur ganzheitlichen Mundgesundheit“.

Danksagung

Frau Dipl. Ing. Anke Dahmen sind wir für ihren bewährten fachkundigen und kreativen Einsatz bei der Aufbereitung und Zusammenstellung des Manuskripts dieses Buchs mit großer Achtung und Anerkennung dankbar.

Gleichfalls danken wir Frau Tina Gaschler für ihre unermüdliche, fleißige Mitwirkung bei der technischen Anfertigung des Manuskripts.

Großen Dank auch an Herrn Klaus Hinkel, Leiter des Spurbuchverlags, für die Bereitschaft, dieses Manuskript herauszugeben.

Prof. em. Prof. Dr. med. habil. Karl Hecht

Dr. med. dent. Wolfgang Kufahl

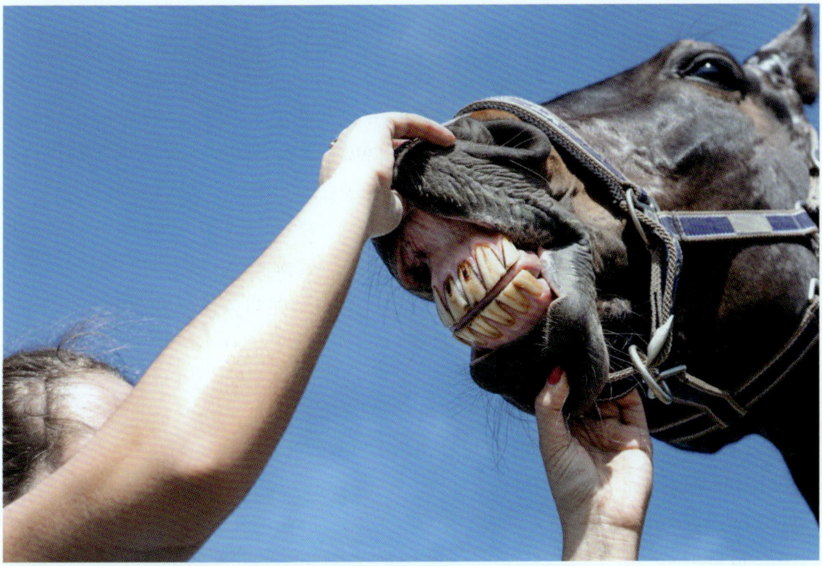

1_Was verrät der Mund über unsere Gesundheit?

Zeigt her eure Zähne! So ging es früher oft auf Pferde- und leider auch auf Sklavenmärkten zu, um Alter und Gesundheitszustand zu überprüfen! Die Ärzte der Antike mussten sich verstärkt auf ihre Sinne verlassen und schauten jedem Kranken sozusagen „ins Maul" und ließen sich vom Patienten anhauchen, um dessen Atem nach eventuellen Allgemeinkrankheiten zu beurteilen.

Heute wissen wir, dass regelmäßige Kontrollen beim Zahnarzt sehr wichtig sind, um frühzeitig Karies, Zahnfleischerkrankungen wie Gingivitis, Parodontitis und Parodontose zu erkennen. Ebenso werden Zahnfehlstellungen, Kiefergelenkerkrankungen und Zähneknirschen behandelt.

Die Ästhetik ist in den Vordergrund gerückt, mit dem Wunsch nach schönen geraden und weißen Zähnen!!!

Der Mund als Tor zu unserem Körper und als Spiegel unserer Gesamtkörpergesundheit findet heute nicht mehr so viel Beachtung wie es in der Antike, dem Mittelalter und der frühen Neuzeit der Fall war. Schon der Laie weiß, dass bei fieberhaften Infektionskrankheiten häufig ein pelziger Belag auf den Zähnen und besonders auf der Zunge entsteht. Neben Schleimhautveränderungen können gerade Veränderungen der Zunge Hinweise auf innere Erkrankungen sein. So können erdbeerartige Stippchen Hinweis auf einen

Vitamin-B-Mangel sein. Bei Milz und Magenbelastungen sieht man zum Beispiel häufig eingedrückte Zungenränder mit Impressionen der Zähne. Sogenannte Landkartenzungen weisen gegebenenfalls auf Hormonstörungen hin.

Vitamin- und Nährstoffmangel machen sich auf unterschiedlichster Weise im Mund bemerkbar. Häufig gehört dazu eine brennende Zunge, die erhöhte Anfälligkeit für Infektionen, aber auch ein verzögerter Heilprozess. Querfurchen auf der Zunge sind ein Hinweis auf einen eventuellen Vitamin-A-Mangel.

Ein Eisenmangel zeigt sich häufig in Form von eingerissenen Mundwinkeln oder Veränderungen der Zunge. Während bei einigen die Zunge brennt, wird bei anderen die Zunge glänzend und glatt.

Je nachdem, wonach der Mundgeruch riecht, kann dies auf eine unterschiedliche Ursache hindeuten. Einen fruchtigen Geruch haben häufig Zuckerkranke. Ein säuerlicher Geruch weist auf eine Magenerkrankung hin, während der Geruch nach Ammoniak häufig eine Leber- oder Nierenerkrankung als Ursache hat.

Dies sind nur einige wenige Beispiele für Hinweiszeichen von inneren Erkrankungen im Spiegel der Mundhöhle.

Andersherum können aber auch Erkrankungen der Mundhöhle Einfluss auf innere Erkrankungen haben. Studien weisen zum Beispiel darauf hin, dass eine bakterielle Parodontitis bei der Entstehung von koronaren Herzkrankheiten beteiligt sein kann. Auch Erkrankungen mit immunologischem Hintergrund können ihren Ursprung in der Mundhöhle haben. Des Weiteren können Arzneimittelnebenwirkungen zu Veränderung der Mundschleimhaut wie z.B. Zahnfleischwucherungen führen.

Selbst der Kieferknochen kann bei der Behandlung von Osteoporose durch die Einnahme von Bisphosphonaten absterben.

Sie sehen also, wie wichtig es ist, über die Wechselwirkungen der Mundhöhle informiert zu sein, um eine Mundgesundheit und damit Gesamtgesundheit zu erhalten.

„Gesund beginnt im Mund!“

2_Warum sieht man den Verdauungstrakt zwischen Mundhöhle und Anus als eine Einheit an?

Der Verdauungstrakt, angefangen bei der Mundhöhle über die Speiseröhre, Magen, Dünndarm, Dickdarm bis hin zum After, ist eine funktionelle Einheit, die simpel betrachtet ein

Rohrsystem darstellt. Dieses führt zwar durch unseren Körper, ist aber im eigentlichen Sinne nicht als Körperinneres zu sehen.

Stoffe, die über die Mundhöhle aufgenommen werden und nicht über die Schleimhäute resorbiert werden, können problemlos wieder ausgeschieden werden. Als eigentliche Begrenzungen zum Körperinneren, dem Blutkreislauf und den Organen, muss man als Barrieren die Schleimhäute der entsprechenden Abschnitte, z. B. Mundschleimhautbarriere oder Darmschleimhautbarriere, betrachten.

Dieses Rohr kann man also auch als Passageschlauch durch unseren Körper bezeichnen. Er ist in verschiedene aufeinander abgestimmte Abschnitte unterteilt, wobei jedes Teilstück bei der Nahrungsverarbeitung eine bestimmte Aufgabe übernimmt.

Im Mund findet neben der Umspeichelung mit ersten Verdauungsenzymen hauptsächlich die Zerkleinerung der Nahrung mechanisch durch das Kauen statt. Denken Sie bitte daran, jeden Bissen mindestens 20 Mal durchzukauen und gut einzuspeicheln. Ein Durchmischen der Speise mit Speichel ist sehr wichtig. Trinken Sie deshalb keinen Alkohol zum Essen, höchstens ein wenig Wasser, sonst wird der Speichel zu sehr verdünnt und es stehen nicht genügend Enzyme zur Vorverdauung aus dem Speichel zur Verfügung.

Anschließend wird der Nahrungsbrei durch die Speiseröhre weiter in den Magen transportiert. Der eigentliche Magen-Darm-Trakt hat die Aufgabe, die Nahrung in resorbierbare Bestandteile zu verarbeiten, so dass sie über die Darmschleimhautbarriere aufgenommen werden können. Erleichtert werden diese Vorgänge durch Enzyme, die die Hauptbestandteile der Nahrung wie Kohlehydrate, Eiweiße und Fette aufspalten und in aufnehmbare (resorbierbare) Bruchstücke zerlegen.

Im Dünndarm werden dem Speisebrei rund 80 % seines Wassers entzogen! Die letzten 19 % werden im Dickdarm resorbiert.

Stoffe, die weder durch Verdauungsenzyme des Dünndarmes noch durch im Dickdarm befindliche Mikroorganismen zersetzt werden, müssen durch das Rektum bzw. den After ausgeschieden werden.

„Gut gekaut ist halb verdaut“

Was an Schlechtem durch den Mund geht, kann Böses im Darm verursachen, z. B. das Leaky-Gut-Syndrom.

3_Was ist das Leaky-Gut-Syndrom?

Das Leaky-Gut-Syndrom äußert sich in einer veränderten Durchlässigkeit der Dünndarmschleimhaut. Normale Dünndarmschleimhaut lässt bei Gesunden nur Nährstoffe und Wasser in den Blutkreislauf. Bei Leaky-Gut ist die Dünndarmschicht durchlässig für

- Giftstoffe (z. B. Metalle aus Zahnwerkstoffen)
- Pilze (Toxine)
- unvollständig verdaute Partikel
- Stoffwechselprodukte

Daraus können Darmentzündungen, Allergien (z. B. Asthma), Autoimmunerkrankungen (Rheuma) entstehen.

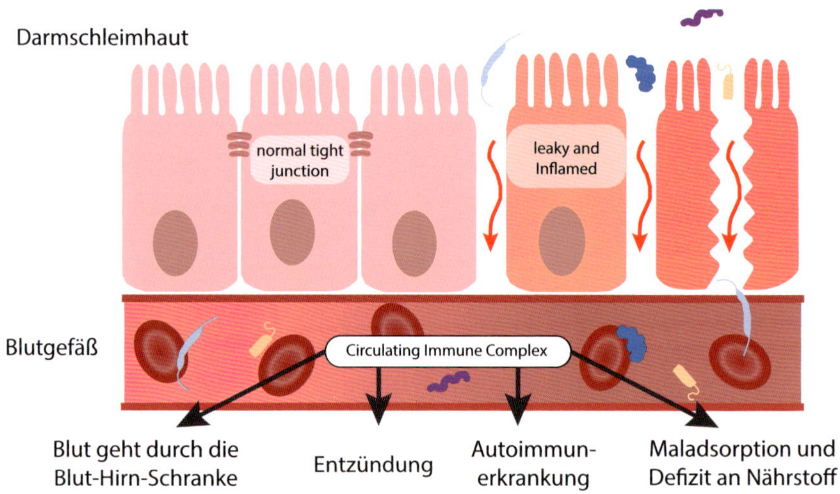

Abbildung 1: Schematische Darstellung der durchlässigen Darmschleimhaut [Hecht 2017]

Ursachen

- falsche, nicht artgerechte Ernährung
- viel Zucker, Mehlprodukte, Nudeln und Brot
- wenig Ballaststoffe wie Gemüse und Obst
- Übermaß an Wurst, Käse

- alkoholische Getränke
- Rauchen
- übermäßiger Stress
- Überschwemmung des Gewebes mit Stresshormonen
- bei Leistungssportlern infolge extensiver körperlicher Leistung, bei falscher Ernährung und Mangel an Mineralien

Folgen
- chronische Gelenkschmerzen
- chronische Muskelschmerzen
- Konzentrationsstörungen
- Blähungen
- Depression
- Nervosität
- Akne, Entzündungen
- chronische Müdigkeit
- Schwäche der Immunität
- Unverträglichkeit von Lebensmitteln

Naturzeolith vermag die Durchlässigkeit der Darmschleimhaut zu verhindern oder zu beseitigen. Des Weiteren kann Naturzeolith die angeführten Symptome reduzieren oder sogar beseitigen. Diese Ergebnisse erbrachte eine Forschergruppe des Instituts für Physiologische Chemie der Medizinischen Universität Graz um Manfred Lambrecht [2015]. Sie hatten 56 Personen (Frauen und Männer) im Alter von 20-80 Jahren 12 Wochen lang 1,85 g/Tag PMA-Zeolith appliziert.

4_Warum sollte Ihr Zahnarzt auch an das Leaky-Gut-Syndrom denken?

Wie bereits gesagt, ist Ihr Mund die Eingangspforte des Magen-Darm-Traktes. Die Mundhöhle ist also ein sogenannter Vor-Filter. Ist dieser Vor-Filter jedoch gestört, wenn z. B. die Mandeln entfernt sind, zu viele Schadstoffe über die Nahrung, das Wasser oder gar die Luft aufgenommen werden, gelangen übermäßig viele Schadstoffe in den Magen-Darm-Trakt. Eine besondere Rolle spielen auch die zahnärztlichen Werkstoffe, die zu einer Belastung für den Magen-Darm-Trakt werden. Eine geschützte Darmschleimhaut ist dann besonders wichtig und damit ein zentrales Thema für unsere Gesundheit. Eine gestörte Darmwand kann deshalb häufig zu einer ungezügelten Aufnahme von Erregern, Parasiten, Pilzen, Toxinen und Metallen führen. Darüber werden Sie in den nächsten Fragen und Antworten mehr erfahren.

5_Können vom Mund ausgehend noch andere gefährliche Erkrankungen im Verdauungssystem entstehen?

Ein Forscherteam unter Leitung von Susan Bultman von der berühmten US-amerikanischen Harvard Medical School hat in der medizinischen Zeitschrift Science [2017] berichtet, dass die im Mund befindlichen Parodontitis-Bakterien die Gefahr erhöhen können, an Darm- und Leberkrebs zu erkranken.

Bei Menschen mit geschwächtem Immunsystem wurde festgestellt, dass der in der Fachsprache als Fusobakterium nucleatum bezeichnete Erreger der Parodontitis vermehrt nicht nur bei Mundhöhlenkrebs nachgewiesen wurde, sondern auch bei Patienten, bei denen man Darm- und Leberkrebs diagnostizierte. In diesem Zusammenhang wurde beobachtet, dass bei der Anwesenheit eine beschleunigte Metastasenbildung erfolgte. Untersuchungen an Mäusen zeigten, dass die bei Darm- und Leberkrebs angesiedelten Parodontitisbakterien durch Antibiotika beseitigt werden konnten, wodurch sich das Tumorwachstum verlangsamte.

Tägliche Spülungen mit Naturzeolith-Suspension haben Vorsorge-Wirkung gegen diese Erkrankung und damit auch gegen mögliche Verursachung von Darm- und Leberkrebserkrankung.

6_Was kann das Verdauungssystem leisten und was kann man tun, um diese Leistung bis ins hohe Alter zu gewährleisten?

Leistung des Verdauungssystems: in 75 Jahren bei nicht üppiger Nahrungsaufnahme müssen 30 Tonnen Nahrung und 50.000 Liter Flüssigkeit vom Verdauungssystem bewältigt werden. Bei Völlerei mehr.

Intelligente Leistung erforderlich:

- Steuerung von Millionen verschiedener chemischer Substanzen, die in Billionen Zellen des menschlichen Körpers transportiert werden müssen
- Differenzierung in nützliche und giftige Stoffe (giftige Stoffe lösen Erbrechen aus, z. B. Alkohol)

Dazu benötigt der Mensch sein „Bauchgehirn“, welches als enterisches Nervensystem* bezeichnet wird. Es verfügt über 100 Millionen Nervenzellen, die mit 100 Milliarden Nervenzellen des Kopfgehirns kommunizieren.

Der Darm ist ein neuroimmunologisches Funktionssystem. 70 % aller Immunzellen sitzen im Darm und zwar in der extrazellulären Matrix (Grundsubstanz) mit 200-300 m^2. Dies wird als unspezifisches Immunsystem bezeichnet.

Das Bauchgehirn (enterisches Nervensystem) bewirkt auch das Bauchgefühl. Dieses wird als Intuition bezeichnet (= nicht diskursives, unlogisches, nichtbewusstwerdendes Denken und Entscheiden).

Entscheidungen durch das Bauchgefühl beruhen auf unbewussten Vorgängen (Erinnerungen, Erfahrungen, Erlebnissen), die augenblicklich nicht bewusst, aber wirksam sind. Oft sind Entscheidungen durch das Bauchgefühl richtiger als Entscheidungen nach Denken und Logik.

Untersuchungen zeigen, dass bei vielen Menschen der Darm geschädigt ist und damit auch das System des Bauchgehirns; vor allem wird die Resorptionsfähigkeit im Darm beeinträchtigt. Daher werden Mineralien und Medikamente nicht ins Blut und zu den Zellen gebracht. Auch das Leaky-Gut-Syndrom kann entstehen.

Eine Ursache der Beeinträchtigung der Darmfunktionen ist das Kauen. In der stresserfüllten Lebensweise wird geschluckt und nicht gekaut. Ein Sprichwort lautet: Gut gekaut ist halb verdaut. Die Nutzung der Zähne zum Kauen und damit zum Einspeicheln hat daher für das Verdauungssystem elementare Bedeutung. Studien haben ergeben, dass Zahnprothesen einen wesentlichen Beitrag zur Verlängerung des Lebens und zur Steigerung der Lebensqualität leisten, wenn damit richtig gekaut wird.

7_Was sollten wir von den Strukturen des Mundes wissen?

Der Mund des Menschen ist eines seiner vielseitigsten Funktionssysteme. Er dient der Sprache, der Atmung, der Nahrungsaufnahme (Kautätigkeit und Schlucken), der Geschmackssignalisierung, der Speichelproduktion und Verarbeitung. Lippen und Zunge besitzen erotische Sensibilität.

Zähne:

Jeder Zahn besteht aus Schmelz, Dentin (Zahnbein) und Pulpa (Zahnmark oder „Nerv“).

* Michael Gershon [1981], Emeran Mayer [2003], Paul Trendlenburg [1917]

Der **Zahnschmelz** ist die härteste Substanz des menschlichen Körpers und der Schutzschild des Zahnes. Er besteht hauptsächlich aus Hydroxylapatit, einem Kalzium-Phosphat-Mineralkristall, und schützt den Zahn vor Abrieb und Erosion (Säureeinwirkung). Jedoch ist der Schmelz nicht spröde, weil die sechskantförmigen Apatitkristalle wie Bienenwaben aneinanderliegen und mit Kollagen, einer Eiweißsubstanz, fest verkittet sind.

Darunter liegt das weniger harte **Dentin**. Im Verhältnis zum Zahnschmelz ist der Mineralgehalt geringer. Es gleicht in seiner Härte etwa unserem Knochengewebe. Das Dentin ist von innen nach außen mit feinsten Kanälchen durchzogen. Man findet bis zu 30.000 solcher Kanälchen pro Quadratmillimeter Querschnitt mit einer Gesamtlänge von 4 – 5 Kilometern. Gefüllt sind die Dentinkanälchen mit einer Flüssigkeit, über die der Stoffwechsel des Dentins läuft. Diese Flüssigkeit leitet Wärme- und Kältereize an den Zahnnerv (Zahnmark, Pulpa). Während der Zahnschmelz bedingt auch durch den Speichel regeneriert bzw. repariert werden kann, bildet sich an der Grenzfläche zum Zahnmark (Pulpa, „Nerv") lebenslang neues Dentin.

Im Inneren des Zahnbeins befindet sich die **Pulpa** in einer Höhlung, deren Verlängerung in die Wurzel verläuft und dort als Wurzelkanal bezeichnet wird. Die gesunde Zahnpulpa (Zahnmark) besteht aus feinfaserigem Bindegewebe und ist reich an Blutgefäßen (Kapillaren) und mit Nervenfasern ausgefüllt. Die Pulpa ist über die Öffnung an der Wurzelspitze Bestandteil der Grundsubstanz der extrazellulären Matrix. Da die Grundsubstanz der extrazellulären Matrix den ganzen Körper durchzieht, können Kariesbakterien (Streptococcus mutans), Toxine der von den Bakterien zerstörten Pulpateile und andere Schadstoffe zum Beispiel aus Zahnfüllungen (Amalgam, Kunststoffe) an jeden Ort unseres Körpers gelangen.

Wenn das Selbstheilungssystem geschwächt ist, entstehen Muskel-, Knochen- und Gelenkschmerzen, Allergien, Entzündungen, Lymphstauungen und andere krankhafte Veränderungen. Deshalb sollte bei Beschwerden, deren Ursache unklar ist, stets an die Zähne als Verursacher gedacht werden.

Zahnfleisch und Zahnhalteapparat

Das **Zahnfleisch** (Gingiva) bedeckt unseren Kieferknochen rund um unsere Zähne. Die weitere Auskleidung der Mundhöhle wird als Mundschleimhaut bezeichnet. Diese besteht aus einer bindegewebigen Schicht mit einzelnen Abwehrzellen (Lymphozyten, Makrophagen) und ist von einem mehrschichtigen Plattenepithel (besonders stabile Gewebezellen) bedeckt. Im Bereich des Gaumendaches, Zungenrückens und des Zahnfleisches ist es jedoch verhornt, da diese Bereiche beim Kauvorgang stark beansprucht werden. Gesundes Zahnfleisch und gesunde Mundschleimhaut sehen hellrosa aus. Bei Entzündungen wird eine rote bis dunkelrote Verfärbung oft einhergehend mit Anschwellungen sichtbar. Die Mundschleimhaut vermag bereits Nahrungsstoffe, z. B. Traubenzuckermoleküle, in die Blutbahn und in die extrazelluläre Matrix zu transportieren. Aminosäuren und Neuropeptide werden sublingual (unter der Zunge) oder buccal (in die Backentasche) als Tablette gelegt werden. Beim langsamen Zergehen werden diese Wirkstoffe ins Blut und weiter über die extrazelluläre Matrix zu den Zellverbänden geleitet.

Diese Stoffe (Peptide und Aminosäuren) würden im Magen und Darm ganz andere Wirkungen hervorrufen als in der Mundhöhle. Die Aminosäure Glyzin z. B. wirkt in der Mundhöhle wie ein Neurotransmitter (biochemische Stoffe, welche Reize von einer Nervenzelle zu einer anderen Nervenzelle oder Zelle weitergeben kann), im Magen und Darm dagegen ist sie an dem Aufbau von Eiweißen beteiligt.

Die Zähne wurzeln in einem Knochenfach (Alveole) im Kiefer über eine hochintelligente Lösung, dem sogenannten **Zahnhalteapparat** (Parodont). Hier fixieren viele feine sehnenartige Haltefasern die Zahnwurzel am Kieferknochen. Diese Fasern geben elastisch nach, so dass Spitzenlasten von hohem Kaudruck gemindert und Zähne und Kiefer vor Überlastung geschützt werden. Über unsere Kaumuskeln, die übrigens die stärksten des Körpers sind, können wir Kräfte weit über 180 kg entwickeln. Manche Untersuchungen weisen bis zu 400 kg auf.

Speichel

Der Mensch erzeugt bis zu zwei Liter Speichel am Tag. Er wird von der Unterzungendrüse, den beiden Unterkieferdrüsen und den beiden Ohrspeicheldrüsen produziert. Speichel dient der Säuberung der Mundhöhle von Speiseresten und vom Stoffwechselmüll der Bakterien. Außerdem werden die Mundschleimhäute feucht gehalten und vor Infektionen geschützt. Es wird die Heilung von Wunden unterstützt. Lysozyme des Speichels hemmen das Wachstum von Bakterien. Hydrogenkarbonate und Phosphate puffern die Säuren unserer Nahrung ab. Bei jeder Säureattacke wird der Zahnschmelz an der Oberfläche entkalkt. Es entstehen kleine Schäden, die anschließend wieder repariert werden, weil im Speichel enthaltenes Kalzium und Phosphate an der Schmelzoberfläche wieder aufgebaut werden. Auf jede Entmineralisierung folgt eine Remineralisierung. Sind beide Prozesse im Gleichgewicht, bleibt der Schmelz bzw. der Zahn gesund.

Zunge

Unsere Zunge ist mit Geschmacksknospen besetzt: Zungenspitze = süß, vordere Zungenränder und Spitze = salzig, hintere Zungenränder = sauer, Zungengrund = bitter. Die vereinigten

Funktionen dieser Geschmacksknospen und die Riechzellen der Nase wirken zusammen. Nahrungsdämpfe lassen uns erkennen, welches Mittagessen Mutter gekocht hat. Sensoren der Zungenspitze vermögen erotische Gefühle auszulösen.

Das Schmecken:

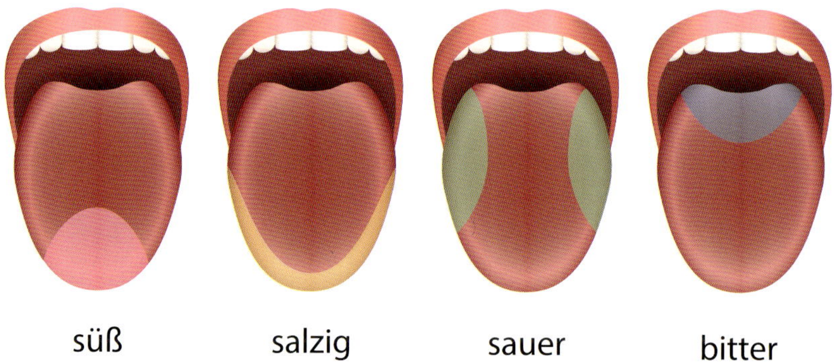

Abbildung 2: Die Zunge ist mit Geschmacksknospen besetzt:
Zungenspitze = süß
vordere Zungenränder und Spitze = salzig
hintere Zungenränder = sauer
Zungengrund = bitter. (Adams et al. 1996)

Neben Geschmackserkennung hat die Zunge noch weitere Funktionen. Durch Abtasten der Zunge können wir prüfen, ob Fremdkörper in der aufgenommenen Nahrung sind und wir können, durch Druckpositionierung zwischen den Zähnen oder auch dem Gaumen unsere Nahrung formen. Schließlich befördert die Zunge den entstandenen Nahrungsbrei in den Rachen und bringt ihn so in die richtige Position zum Runterschlucken. Für Säuglinge ist die Zunge von besonderer Bedeutung: Mit ihrer Hilfe entsteht im Mund des Babys ein Unterdruck, der notwendig ist, um an der Brust der Mutter saugen zu können.

Eine weitere wichtige Rolle spielt die Zunge beim Sprechen. Durch mehr als 20 verschiedene Zungenbewegungen bringt sie zusammen mit den Lippen, Zähnen und Stimmbändern unsere Laute hervor. Am hinteren Ende, dem sogenannten Zungengrund, beherbergt die Zunge einen Teil des körpereigenen Abwehrsystems: die sogenannten Zungenmandeln. Zusammen mit den Gaumenmandeln und den Rachenmandeln (Tonsillen) dienen sie als Schutz- und Filtersystem vor Erregern und Toxinen.

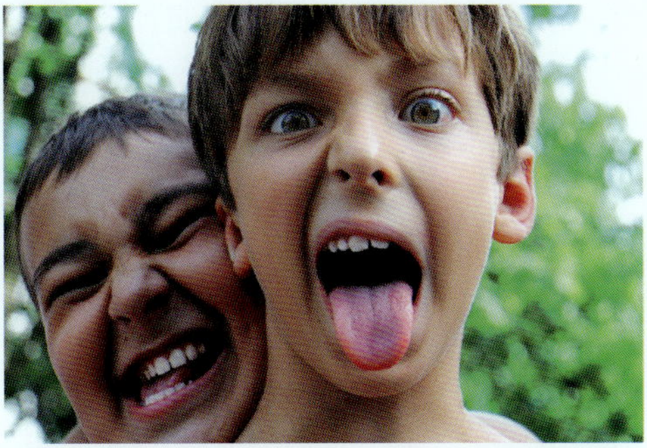

Abbildung 3: Zunge als Körpersprache [Adams et al. 1996]

Die Zunge spielt auch in der ärztlichen Diagnostik eine wichtige Rolle, weil Veränderungen der Zunge Rückschlüsse auf Körperkrankheiten zulassen, z. B. Erkrankung der Leber oder des Verdauungstrakts bzw. Entzündungen der Mandeln (Tonsillen).

Bei Sauerstoffmangel ist die Zunge bläulich gefärbt. Scharlach ist durch die „Himbeerzunge" nachweisbar. Die Lackzunge ist bei Anämie und Leberzirrhose typisch. Die Zungensoor-Erkrankung wird durch den Pilz Candida albicans ausgelöst. Bei dieser Erkrankung kann Naturzeolith sehr hilfreich sein.

Auch in der Therapie spielt sie eine Rolle, z. B. gibt es eine sublinguale Verabreichung von Tabletten oder Tropfen. In diesem Fall wird zum Beispiel die Naturzeolithtablette unter die Zungenspitze gelegt, um sie zergehen zu lassen.

Die Zunge dient auch zur stummen Körpersprache. Bei Kindern ist das häufig üblich und hat je nach Mimik verschiedene Bedeutungen. Das geschieht zum Beispiel auch beim sogenannten Auslachen.

Unsere Mundhöhle ist also ein Wunder der Natur, mit einem sich selbst regenerierenden Beiß-Werkzeug. Eigentlich ist sie so angelegt, dass sie bis zu unserem Lebensende gesund bleiben kann, ohne Karies, ohne Parodontitis und Parodontose. Voraussetzung dafür ist eine gesunde Ernährung, möglichst die Vermeidung von Umweltgiften und eine Lebensweise im Einklang mit der Natur.

8_Kann man die Mundhöhle als Biotop bezeichnen?

Vielen Menschen ist der Begriff „Biotop" aus der Biologie bzw. der Umwelt (z. B. Badesee) bekannt. Wir verstehen darunter den Lebensraum einer Lebensgemeinschaft in einem Gebiet. (griechisch: bios = Leben und topos = Ort). Als Ort haben wir die Mundhöhle mit einer ca. 170 cm^2 großen Mund- und Zungenschleimhaut und ca. 45 cm^2 Zahnoberfläche. Alles wird umspült von ca. 1,5 Liter Speichel pro Tag. Im Biotop leben über

1.000 Bakterienarten neben Viren und Pilzen. Wenn alles in einem ökologischen Gleichgewicht ist, bzw. das „Mundmilieu" stimmig ist, finden wir eine symbionte Mundflora vor und können somit die Mundhöhle sehr wohl als ein Biotop bezeichnen.

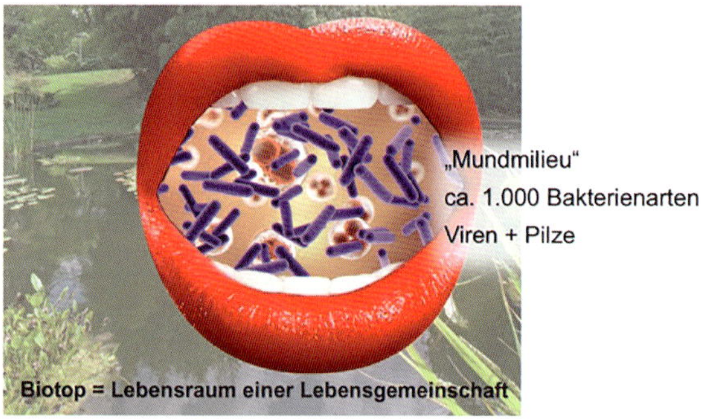

Abbildung 4: Die Mundhöhle als eigenes Biotop {Wellregain 2018}

9_Was verstehen wir unter einer symbionten Mundflora?

Als Symbiose bezeichnet man das Zusammenleben bzw. die Vergesellschaftung von unterschiedlichen Arten, die (hier Bakterien, Viren, Pilze etc.) bei mindestens zwei Partnern von Vorteil ist.

In der Mundhöhle haben die verschiedenen Bakteriengruppen (auch Viren, Hefen, Pilze etc.) für unseren Organismus und damit für unsere Gesundheit eine Reihe von Aufgaben im Bereich des Stoffwechsels und des Immunsystems übernommen, die unser Organismus nicht selber erfüllen kann.

Gleichzeitig sichert aber nur ein gesunder Wirt bzw. ein gesundes Milieu das Überleben bzw. die Fortpflanzung. So können z. B. Zahnpflegeprodukte, aber auch Zahnersatzwerkstoffe hier negative Auswirkungen haben.

10_Warum wird der Mund als Tor der Lebensfunktionen bezeichnet?

Der Mund ist das Tor für die drei lebenswichtigsten Funktionen

- Atmen - Luftzufuhr
- Trinken - Flüssigkeitszufuhr
- Essen - Aufnahme der Nahrung

Vom Mund geht ein Zwei-Wege-System ab. Der Verdauungskanal und die Bronchien, als Weg für die Luft in die Lunge.

Während der Verdauungskanal nur nach einer Richtung angelegt ist, ist der Luftkanal ein Vorwärts-rückwärts-, d. h. Einatmungs-Ausatmungs-System.

Die wichtigsten Organe des Mundes sind die Lippen, die Zunge und die Zähne. Im Mund finden wir drei Arten von Speicheldrüsen vor. Insgesamt ist der Mund gut durchblutet und mit sehr sensibel ausgestatteten Nerven versehen.

Der Mund dient neben der Nahrungs- und Flüssigkeitsaufnahme sowie der Atmung auch der Sprache, dem Singen, dem Musizieren mit Blasinstrumenten und dem emotionalen Ausdruck. Nicht zuletzt besitzt der Mund, vor allem die Lippen und Zunge, erotische Sensibilität.

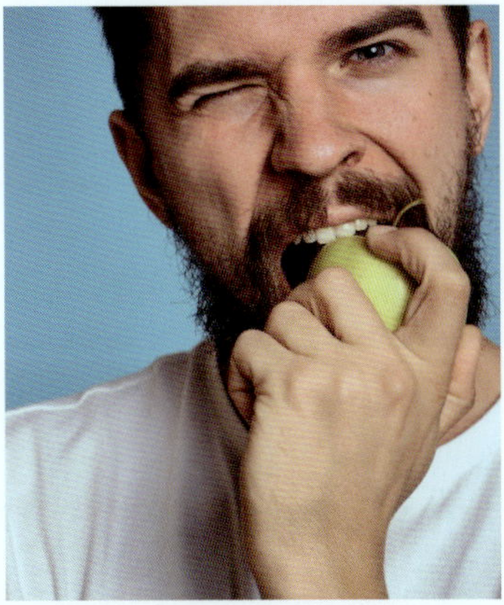

Abbildung 5: So wird ein Apfel vom Mund bearbeitet. Gesunde Zähne gewährleisten kräftiges Zubeißen. [Adams et al. 1996]

Diese Vielfältigkeit der Aufgaben des Mundes charakterisiert den Mund als Eingang eines ganzheitlichen funktionellen Körpersystems, das unter medizinischem Aspekt für jede Fachdisziplin wichtig ist. Zum Beispiel kann der Internist nicht ohne Zungendiagnose auskommen. Der Zahnarzt wiederum muss wissen, dass vom Mund und von den Zähnen viele ganzkörperliche Erkrankungen ausgehen, welche alle angehen, den Facharzt und den Laien, der gesund sein möchte.

11_Welche Funktion wird noch vom Mund ausgeübt?

Hier ist das Sprechen, das Gähnen, Schnarchen und Husten zu nennen. Die Kaumuskulatur und die Zunge sind für die Sprache sehr wichtig. Wenn die Kaumuskulatur verspannt oder degeneriert ist, wird „verwaschen“ gesprochen.

Die Kaumuskulatur ist sehr kräftig. Bei Zirkusattraktionen sehen wir, dass ein Artist mit einem Knebel im Mund einen sich um seine Achse drehenden Menschen festhalten kann.

Das Gähnen, als Ausdruck von Sauerstoffmangel im Gehirn, erfolgt mit weit geöffnetem Mund. Auch Schnarchen und Husten benutzen den Mund quasi als „Lautsprecher“. Der Mund des Menschen ist also ein multifunktionelles Organ.

12_Welche Bedeutung haben die Lippen?

Die Lippen sind der Eingang zur Mundhöhle und haben viele Funktionen.

Die Unterlippe ist gewöhnlich größer als die Oberlippe. Die Mundwinkel sind die Verbindungen zwischen den beiden Lippen und den Wangen. An diesen Stellen laufen Fasern der verschiedenen Gesichtsmuskeln zusammen.

Die Lippen enthalten viele Nervenfasern, sehr viele kleine Blutgefäße und Speicheldrüsen. Die Speicheldrüsen verhindern das Austrocknen der Lippen. Der Mensch ist gesund, wenn die Lippen rot sind. Bei Blauverfärbung wird Sauerstoffmangel im Körper angezeigt. Die Blaufärbung der Lippen bei Kälte ist auf mangelnde Durchblutung der Lippen zurückzuführen (Kälte zieht die Gefäßwände zusammen). Blaue Lippen werden als Zyanose bezeichnet.

Blasse Lippen reflektieren eine Anämie (Mangel an Hämoglobin).

Die wichtigsten Funktionen der Lippen sind:

1. Saugen

   Beim Säugling gewährleisten die Lippen einen Verschluss um die weiblichen Brustwarzen, wodurch die weibliche Milch ausgesaugt werden kann.

   Lutschen von Süßigkeiten und auch beim kindlichen Daumenlutschen ist die Saugfunktion in Aktion.

   Auch das Rauchen beruht auf dem Saugreflex, der die Grundfunktion aller Säuger darstellt. Vor einigen Jahrzehnten wurden in den USA bei Rauchern Untersuchungen durchgeführt, die sich das Rauchen abgewöhnen wollten. Sie erhielten Nuckel und sollten diesen in den Mund stecken, wenn sie das Bedürfnis zum Rauchen hatten. Das soll gut funktioniert haben. Die Forscher meinten aber auch, dass die Rolle des Saugreflexes beim Rauchen das Abgewöhnen des Rauchens behindern kann.

2. Nahrungsaufnahme

   Die Lippen halten die Nahrung fest und befördern sie dann in den Mundwinkel.

3. Tastfunktion

   Mit den Lippen wird zum Beispiel geprüft, ob eine Nahrung zu heiß oder zu kalt ist. Die vielen Nerven in den Lippen gewährleisten eine hohe Berührungsempfindlichkeit. Die Lippen bilden einen Schutz gegen die Aufnahme heißer Speisen.

4. Lautbildung

   Mit den Lippen können verschiedenste Laute erzeugt werden, z. B. Summen, Pfeifen.

   Beim Spielen von Blasinstrumenten spielen die Lippen eine wichtige Rolle (Trompete, Posaune, Flöte, Saxophon usw.). Auch bei der Sprache wirken die Lippen mit.

5. Mimik

   Durch die Verbindung der Lippenwinkel mit der Gesichtsmuskulatur können durch die Bewegungen der Lippen die verschiedensten Gesichtsausdrücke ausgelöst werden: Lächeln, Freude, Trauer, Ärger (der Schmollwinkel).

   Die Lippen sind Teil der nonverbalen Kommunikation und auch der Körpersprache, z. B. bei Taubstummen.

6. Sexualität

   Formen der Lippen werden als Schönheitsideal der Frau angesehen.

   Viele Frauen betonen die Lippen durch Färbung mit Lippenstiften. In der Antike verwendeten die Frauen zur Färbung der Lippen roten Ton (Kleopatra). Roter Ton ist ein Silikat wie der Zeolith und bot auch Schutz gegen Erkrankungen der Lippen.

   Die Lippen bilden eine durch ihre Nervenfasern bedingte Berührungsempfindlichkeit, eine erogene Zone. Das wird beim Küssen redlich genutzt.

7. Erkrankung der Lippen

   Die häufigste Erkrankung der Lippen ist der schmerzhafte Herpes, als Ausdruck einer Immunschwäche. Zeolithcreme, -puder oder -suspension kann bei der Heilung sehr hilfreich sein.

13_Was ist Lippenherpes?

Lippenherpes (Herpes labialis) ist eine Virusinfektion. Im Volksmund wird Lippenherpes als Fieberbläschen bezeichnet. Der Erreger nennt sich HerpesSimplex-Virus Typ 1.

Die Erstinfektion erfolgt meistens unbemerkt. 90 % aller Erwachsenen sollen diesen Virus in sich tragen. Aber nur bei 20-30 % von ihnen treten die Lippenbläschen auf, bei manchen häufiger, bei machen seltener.

Die Lippenbläschen entwickeln sich langsam. Sie beginnen mit Schmerzen, Brennen, Kribbeln und mit einem Spannungsgefühl. Mit Gel oder Creme können sie zu diesem Zeitpunkt gestoppt werden. Besonders Naturzeolith-Suspension, -Creme und -Puder hilft in diesem Stadium. Im weiteren Verlauf füllen sich die Bläschen mit klarer Flüssigkeit und platzen nach wenigen Tagen auf. Es entsteht eine Wunde, die sich gelblich verkrustet und nach 1-2 Wochen abheilt. Als Begleiterscheinung können ein Krankheitsgefühl, Abgeschlagenheit, Erschöpfung und Fieber entstehen.

Erstinfektion kann durch direkte Hautberührung (z. B. Küssen), durch Tröpfcheninfektion (Niesen, Husten) und Schmierinfektion (Benutzung von gemeinsamem Besteck oder Trinkgefäßen) erfolgen.

Bei wiederholtem Auftreten des Lippenherpes liegen Störungen des Immunsystems vor. Entweder liegt generell eine Schwäche des Immunsystems vor oder das Immunsystem ist durch bestimmte Einflüsse geschwächt worden. Typische Verursacher für die Herpesbläschen an den Lippen sind:

- Infektionskrankheiten, die mit Fieber einhergehen
- starke Sonneneinstrahlungen, aber auch Strahlen vom Handy
- psychische Belastungen (Stress, Trauer, Ängste, Ärger, Erschöpfung)
- hormonelle Veränderungen (Schwangerschaft, Klimakterium)
- Medikamente, die die Immunität reduzieren, z.B. Cortison, MTX und andere

Therapie

Beseitigung der Verursacher. Antivirale Creme, Naturzeolith-Creme, -Suspension oder -Puder. Naturzeolith innerlich zur Stärkung des Immunsystems und andere Immunmodulatoren.

Prävention

Die genannten Verursacher vermeiden. Das Immunsystem stärken, z. B. mit peroraler Applikation von Naturzeolith (z. B. Toxaprevent). Während der Lippenherpes-Infektion Küssen und Oralsex vermeiden und Spülungen mit Toxaprevent-Sticks durchführen.

14_Was kann ich tun, wenn ich immer wieder Herpes bekomme?

Besonders wichtig ist es für ein intaktes Immunsystem zu sorgen. Wenn ich Herpes auf der Lippe habe, hilft besonders gut das MANC-Hautpuder bzw. auch das Einstreichen der Suspension mit Hilfe eines Spatels (dieser muss danach entsorgt werden) auf die betroffenen Stellen. MANC bindet die Flüssigkeit der Herpes-Wunde, ebenso das freigesetzte Histamin. Es kommt zur Austrocknung und durch das Freisetzen von Mineralien als Donator (Spender) kommt es zu einer schnellen Heilung der Herpes-Wunde.

Im Mund- und Rachenraum sollte ich mehrfach täglich mit MANC, aufgelöst in Wasser, kräftig spülen und dann schlucken. Hilfreich sind auch hier besonders die MANC-Kautabletten, die ich mehrmals am Tag im Mund zusätzlich zur Spülung zergehen lasse.

15_Was sind Aphten?

Ausdruck systemischer Immunschwäche

Mehr als 20 % der Bevölkerung leidet mehr oder weniger regelmäßig unter schmerzhaften Aphten. Da Aphten Erkrankungen der Schleimhäute sind, finden wir sie neben dem Genitalbereich (HSV – 2) hauptsächlich in der Mundhöhle vor. Zuerst bildet sich auf der Schleimhaut eine kleine gelblich-weiße Blase mit rötlichem Rand, die mit einer Flüssigkeit gefüllt ist. Manchmal heilen die Bläschen schnell wieder ab, andere jedoch platzen auf und bilden dann einen runden bzw. ovalen Krater, der auch wiederum schmerzt und sich entzünden kann. Kleinere Aphten, sogenannte Minoraphten, heilen ohne Narbenbildung ab, während bei größeren, sogenannten Majoraphten, nach dem Heilungsprozess eine Narbe zurückbleiben kann.

Aphten sind nicht ansteckend, ihre genaue Ursache ist jedoch nicht bekannt.

Vermutet werden viele unterschiedliche Auslöser:

- Nahrungsmittelunverträglichkeiten, z. B. Nüsse, Tomaten, Schokolade, Zitrusfrüchte, Kaffee, Käse, Gluten etc.
- Hormonschwankungen bei Frauen (Menstruation); Frauen leiden häufiger unter Aphten als Männer
- Stress oder andere seelische Belastungen
- Vitaminmangel, z. B. Eisen, Folsäure, Vitamin B12 und B6, Zink
- systemische Erkrankungen wie Morbus Crohn, Morbus Behcet, chronisch entzündliche Darmerkrankungen etc. Bei diesen Erkrankungen sollte auch immer daran gedacht werden, den Magen-Darm-Trakt in der Behandlung mit MANC Naturzeolith zu unterstützen.
- Erkrankung des Immunsystems; auch Einnahme von immunsuppressiven Medikamenten
- dauerhaft ausgeübter mechanischer Reiz durch Zahnprothesen, Zahnspangen, Brackets, Mundpiercings, aber auch Verletzungen durch die Zahnbürste
- Natriumlaurylsulfate und andere Inhaltsstoffe aus Zahnpasten und Mundspüllösungen (siehe Frage 115)
- oraler Galvanismus (siehe Fragen 97, 98)
- unzureichende Zahn- und Mundhygiene
- sexueller Oralverkehr
- Histamin-Intoleranz bzw. Histaminose. Histamin ist ein im Körper vorkommender Neurotransmitter und wichtiges Gewebshormon, welches maßgeblich an Immunreaktionen beteiligt ist. Histamin-Intoleranz (Histaminose) entsteht durch ein Missverhältnis aus der

Zufuhr und dem Abbau von Histamin. Der Körper ist nicht in der Lage, das über die Nahrung aufgenommene oder auch aus Mastzellen freigesetzte Histamin regelgerecht abzubauen. Kommt es nun zu nicht sichtbaren Mikroverletzungen in der Mundhöhle, die zum Beispiel verursacht sein können von scharfkantigen Lebensmitteln wie Chip, Brotrinde oder Knäckebrot, können diese Verletzungen nicht richtig abheilen und es entsteht eine Aphte. Das Vermeiden von Histaminliberatoren (Freisetzern) kann das erneute Auftreten verringern, wenn gleichzeitig DAO (Diaminoxidase) substituiert wird.

Da MANC Naturzeolith eine starke Bindungsfähigkeit zu Histamin hat, sollten Patienten mit Histamin-Intoleranz bzw. Histaminosen grundsätzlich verstärkt MANC Naturzeolith einsetzen. Neben der Mundpflege mit Naturzeolith MANC sollte auch der Magen-Darm-Trakt mit einer zusätzlichen Entlastung einbezogen werden.

Unabhängig von einer Histamin-Intoleranz ist bei Neigung zu Aphten Folgendes zu empfehlen:

1. Aphten mit Zellstoff oder Q-Tips trocknen und MANC Suspension großflächig auf die Aphte auftragen.
2. Zahnpflege ausschließlich mit MANC Zahnpasta und MANC Mundspülung durchführen.
3. Mehrmals täglich MANC Kautablette langsam im Mund zergehen lassen.
4. Zusätzlich können unterstützend noch Behandlungen mit Propolis oder Ozon durchgeführt werden, weil sie bakterien- und pilztötend sowie vireninaktivierend wirken.

16_Worin besteht der Unterschied zwischen Mund-Herpes und -Aphten?

Herpes und Aphten sind völlig unterschiedliche Erkrankungen der Mundhöhle oder aber auch der Lippen. Wie in der zuvor beschriebenen Frage sind Aphten rundlich gelb-weißlich belegte Stellen in der Mundschleimhaut, die von einem geröteten Hof umgeben sind. Aphten erkennt man erst, wenn sie bereits da sind.

Bei Herpes spürt man die Entstehung oft schon durch ein unangenehmes Kribbeln. Die Herpesbläschen sehen im Anfangsstadium wie kleine Bläschen aus, die mit Wasser und oder Eiter gefüllt sind. Im weiteren Verlauf verkrusten sie und brechen dann später auf. Herpes ist häufig ein lebenslanger Begleiter und wird durch das Herpes-simplex-Virus übertragen. Es ist also eine virale Ansteckungskrankheit, während Aphten nicht ansteckend sind.

Häufig ist man schon seit seiner Kindheit Träger des Virus, z. B. durch Ansteckung im Kindergarten oder das familiäre Umfeld. Die Übertragung erfolgt durch Tröpfchen- und Schmierinfektion, z. B. durch Husten, Küssen, gemeinsame Benutzung von Besteck und Trinkgefäßen, Handtücher oder Zahnputzbechern. Eine Übertragung ist aber ebenfalls durch die Luft möglich, z. B. durch Speicheltröpfchen beim Sprechen, Husten oder Niesen.

Wer sich einmal mit dem Erreger infiziert hat, trägt ihn sein ganzes Leben in sich. Man schätzt, dass über 70 % der Menschen vom Erreger infiziert sind, jedoch nur etwa 30 % der Bevölkerung mehr oder weniger Probleme mit ihm hat.

Das Immunsystem ist in der Lage, das Virus erfolgreich zu unterdrücken. Kommt es im Laufe des Lebens zur Schwächung des Immunsystems, beispielsweise durch Stress, intensive Sonnenbestrahlung, Erkältung, hormonelle Veränderungen, andere virale oder bakterielle Belastungen, kann es zum Ausbruch des Herpes kommen. Häufig werden jedoch Belastungen, die die Immunität stressen, nicht bedacht. Dies sind besonders Elektrosmog, aber auch Belastungen aus zahnmedizinischen Füllungs- bzw. Prothetikwerkstoffen und Medikamenten.

17_Aphten und Herpes sind den meisten bekannt, aber was versteht man unter Soor?

Soor oder auch Mundsoor ist eine Pilzinfektion der Mundhöhle, meist betroffen durch die Gattung candida albicans. Es gibt aber auch andere candida-Arten wie z. B.: c. glabrata, c. krusei, c. parapsilosis etc. Als allgemeinen Überbegriff nennt man es eine Candidose, wenn man zunächst nicht genau weiß, um welche Pilzart es sich handelt. Genau prüfen kann man hier nur durch einen Abstrich mit nachfolgender Labordiagnostik.

Viele Menschen haben Hefepilze (candida) in geringer Zahl auf den Schleimhäuten, ohne dass dies zu irgendwelchen Problemen führt. Solange die körpereigene Ökologie im Gleichgewicht zwischen einer stabilen Mikrobiologie und einem schlagkräftigen Immunsystem steht, sind Candidapilze in gering vertretbarer Anzahl als Mitbesiedler tolerierbar.

Eine orale Candidose zeigt sich durch einen weißen Belag im Mund- und Rachenraum. Wenn man diesen Belag mit einem Holzspatel abstreift, finden sich darunter rote entzündete, oft auch blutende Stellen.

Die Lieblingsspeisen der Pilze, dank derer sie sich zum Teil explosionsartig vermehren, sind Süßigkeiten aller Art: Zucker, Honig, Marmelade, Cola, Limo, Weißbrot etc.

Aber auch Schwermetalle aus Amalgamfüllungen und andere zahnärztliche Werkstoffe können den Pilzbefall zum Gedeihen bringen. Häufig treten Pilzinfektionen als

Nebenwirkung bei immunsuppressiven Therapien wie Antibiotika, Cortison, Schmerzmitteln, Rheumamitteln und Strahlentherapie auf. Ebenso haben das Rauchen und die Anti-Baby-Pille beeinflussende Faktoren.

Ein schwaches Immunsystem und ein schlechter pH-Wert des Speichels können immer wieder zu erneuten Infektionen führen.

MANC Präparate helfen besonders gut bei Mundsoor, weil sie durch Adsorption der Schwermetalle den Pilzen einen wichtigen Nährboden entziehen und gleichzeitig aber auch durch pH-Wert-Verbesserung das ökologische Mundgleichgewicht wieder herstellen können.

18_Warum bekommen Säuglinge so häufig Soor?

Bei Babys und Kleinkindern ist das Immunsystem noch nicht so stark ausgeprägt bzw. ausgereift. Viele Frauen haben den Candida-Pilz in der Vagina. Wenn das Baby durch den Geburtskanal nach draußen gelangt, kann es sich anstecken. Bei der Mutter kann ein bereits vorhandener latenter Pilz aufkeimen und Soor verursachen, wenn sie z. B. Stress ausgesetzt ist, ein schwaches Immunsystem hat, Antibiotika einnimmt oder aber wenn die Brustwarzen nicht ausreichender Luft ausgesetzt sind, weil sie einen BH mit Stilleinlagen trägt. Häufig fühlt die Mutter einen stechenden Schmerz in der Brust und die Brustwarzen jucken, schuppen sich, sind rot oder glänzend. Soor-Befall beim Baby zeigt sich durch die nicht abwischbaren Flecken im Mund. Häufig trinkt das Baby unruhig, weil es womöglich Schmerzen im Mund hat. Ein hartnäckiger Ausschlag weist ebenfalls auf Soor/Pilzbefall hin. Der Pilzbefall sollte auf jeden Fall behandelt werden und das weitere Stillen sollte unterbrochen werden, da es sonst zu einer Ping-Pong-Infektion zwischen Mutter und Kind kommt.

Die Brustwarzen kann die Mutter gut mit MANC-Suspension oder Puder unterstützend behandeln. Beim wunden Kinderpopo hilft beides ebenso. Die betroffenen Mundstellen des Kindes können ebenfalls mit Suspension, die auf einen kleinen Holzspatel bzw. Q-Tip appliziert wird, eingestrichen werden. Bedenken sollte man auch, dass jeder Mensch latente Pilze in der Mundhöhle hat und es nicht immer zur Soorausbreitung kommt, deshalb können diese jedoch durch Mundkontakt, Schnuller und Fläschchen auf das Baby übertragen werden.

Wenn trotz bester Behandlung und Einhaltung aller Vorsichtsmaßnahme der Soor-Pilzbefall bei erneutem Stillen wieder auftaucht, ist es notwendig, die Muttermilch auf Schwermetalle zu untersuchen, weil diese eine rasche Ausbreitung des Pilzes fördern.

19_Was ist eine Menstruations-Gingivitis?

Manche Frauen beobachten oft ein paar Tage vor dem Beginn ihrer Monatsblutung vermehrt geschwollenes und empfindliches Zahnfleisch. Diese vorübergehende Entzündungsneigung liegt an der hormonellen Umstellung während der Periode. Der Anstieg der weiblichen Sexualhormone Östrogen und Progesten sorgt für einen vermehrten Blutfluss im Zahnfleisch, so dass es während der Menstruation besonders stark durchblutet wird. Zudem bewirken die Hormone eine erhöhte Sensibilität des Zahnfleisches (Gingiva) und es kann auch leichter zu Verletzungen der Mundschleimhaut kommen. Auch können sich in dieser Zeit vermehrt Zahnfleischtaschen bilden, die idealer Nährboden für Bakterien sind und so Plaque und Parodontitis begünstigen.

Frauen die unter einer regelmäßigen Menstruations-Gingivitis leiden, sollten besonders in dieser Zeit vermehrt MANC-Produkte nutzen, um der Gingivitis vorzubeugen. Besonders bewährt haben sich hier die Kau- bzw. Lutschtabletten.

20_Ist Mund-Piercing harmlos?

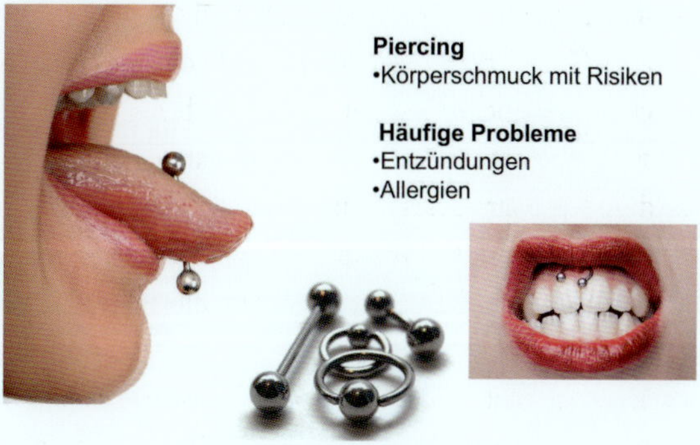

Abbildung 6: Zungenpiercing in vielen Variationen (Wellregain 2018)

Beim Piercing am und im Mund lauern einige Gefahren, ebenso wie auch bei derartigen Eingriffen an anderen Körperteilen. Es kann hierbei zu lokalen Entzündungen wie auch schweren Infektionen kommen. Allergische Reaktionen auf die Bestandteile des Piercings, meist unedle Metalllegierungen, sind nicht zu unterschätzen. Bei etwa 20 % der Piercing-Träger besteht eine Nickel-Allergie.

Außerdem kann es zu Gingivitis, Parodontitis und Parodontose kommen.

Der orale Galvanismus (Fragen 97, 98) findet auch hier statt.

Die Zähne können durch ständiges Anklappern der Metallteile brüchig werden, denn es entstehen feinste Schmelzrisse (Kariesgefahr). Bei sehr starkem Anklappern werden die Zähne sogar wackelig und letztendlich kann es sogar zum Zahnverlust kommen. Durch das regelmäßige Lutschen von MANC Kautabletten oder durch MANC Mundspülungen kann man das Entzündungsrisiko verringern. Bei einer entstandenen Entzündung trägt man rund um das Piercing MANC-Suspension auf. Grundsätzlich ist es jedoch besser, kein Piercing zu tragen.

21_Welche Gefahren gehen von Mundtattoos aus?

An Tattoos im öffentlichen Erscheinungsbild hat man sich mittlerweile gewöhnt. Jeder vierte Deutsche zwischen 16 und 30 Jahren soll auf der Haut tätowiert sein. Doch der neueste „Schrei" sind Mundtattoos auf der Lippeninnenseite, der Wangenschleimhaut und sogar auf der Zunge.

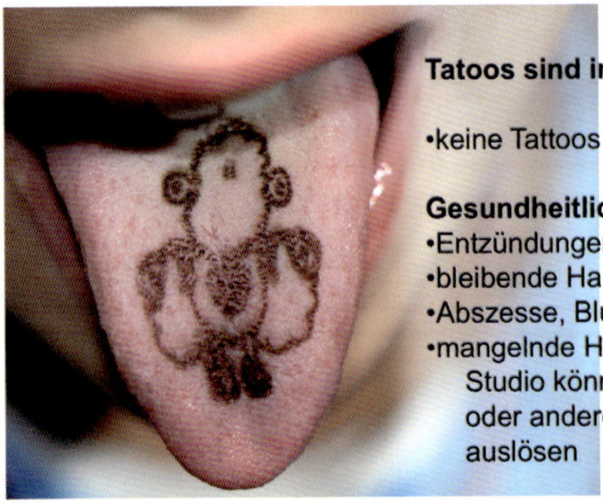

Abbildung 7: Die Inhaltsstoffe der Tattoos bergen viele Gefahren (Wellregain 2018)

Über mögliche gesundheitsschädliche Risiken und Folgen machen sich dabei die Allerwenigsten Gedanken. Eine im Mai 2015 veröffentlichte amerikanische Studie von Dr. Marie Leger, Hautärztin am New York University Langone Medical Center, belegt, dass die meisten Menschen, die nach einer Tätowierung eine akute Reaktion, gleich welcher Art, erlitten, später chronische Gesundheitsprobleme entwickeln können, wie z. B. chronische Infektionen, eine bleibende Schwellung, Allergien oder auch Knötchen unter der Haut, in denen Farbinhaltsstoffe eingeschlossen und vom Körper verkapselt wurden. Bei Untersuchungen von Lymphknoten fand man ebenfalls Farbpigmente aus Tätowierungen, was bedeutet, dass diese Pigmente nicht am Ort bleiben, sondern wandern können.

Ähnlich wie Impfstoffe enthalten manche Tattoo-Farben Quecksilber. Andere Untersuchungen weisen Schwermetalle wie Titan, Kupfer, Chrom und Eisen auf. Öko-Test untersuchte im Jahr 2013 20 Tattoo-Farben und stellte starke Belastungen mit krebsverdächtigen oder krebserregenden Stoffen wie PAK (polyzyklische aromatische Kohlenwasserstoffe), Formaldehyde und deren Abspaltungen, Nitrosamine, aromatische Amine etc. fest.

Aber nicht nur die Inhaltstoffe der Tattoofarben sind stark bedenklich, denn auch das Stechen beim Tätowieren birgt Gefahren. Das Tätowieren ist eine mutwillige Verletzung der Haut bzw. der Schleimhaut, die in ihrer Schwere einer Verbrennung ersten Grades entspricht. Die Wunde selber kann sich entzünden und schlecht heilen. Es kommt oft zu Infektionen unterschiedlichster Art (Viren, Bakterien, Pilze). Hier können dann besonders MANC–Suspensionen oder Lutschtabletten helfen.

Aber auch das Entfernen von Tattoos führt zu gesundheitlichen Schädigungen. Das Bundesinstitut für Risikobewertung fand heraus, dass bei einer Laserbehandlung zur Tattooentfernung hochgiftige Stoffe wie Benzol, Benzolnitrit und Blausäure entstehen. Besonders die Blausäure wird als hochgradig zelltoxisch bewertet.

22_Was bedeutet Rauchen für die Mundgesundheit?

Rauchen als gefährdender Faktor für unsere Gesundheit ist jedem bekannt. Weit über 70 stark gefährdende Stoffe werden auf jeder Zigarettenschachtel proklamiert, um die Menschen vor dem Rauchen zur warnen.

Einer besonderen Gefahr ist jedoch unsere Mundhöhle ausgesetzt, weil hier der Kontakt am dichtesten ist. Bekanntlich ist unser Speichel wichtig für den Schutz unserer Mundschleimhaut und unserer Zähne. Bei Rauchern verändert sich die Zusammensetzung des Speichels, und es finden sich schon nach dem Rauchen einer einzigen Zigarette enorme Mengen belastender bzw. krebserregender Substanzen im Speichel. Raucher haben häufiger Veränderungen in der Mundschleimhaut als Nichtraucher. Auffällig ist hier besonders die Leukoplakie (weißer Fleck); sie wird als Präkanzerose eingestuft (Krebsvorstufe). Leukoplakien entstehen vermehrt vor allem durch Rauchen mit häufigem Alkoholkonsum.

Raucher haben häufiger Verfärbungen an den Zähnen, den Lippen, dem Zahnfleischsaum und es zeigt sich fast immer eine belegte Zunge. Da auf der Zunge die Geschmacksknospen sitzen, verschlechtert sich bei manchen Rauchern auch die Geschmackswahrnehmung.

Jeder Raucher hat Mundgeruch (siehe auch Fragen 111-114).

Raucher haben – je nachdem wie viel sie rauchen – eine bis zu fünfzehn Mal so hohe Wahrscheinlichkeit an Parodontose bzw. Parodontitis (siehe Fragen 122, 123) zu erkranken als Nichtraucher. Auch reagieren Raucher auf eine Parodontitisbehandlung schlechter, so dass es häufig und schneller zum Zahnverlust kommt. Gleiches gilt auch für kostenintensive Zahnimplantate. Statistisch bewiesen ist, dass Raucher doppelt so häufig ihre Zahnimplantate verlieren als Nichtraucher.

Lippen-, Kiefer-, Gaumenspalten sind die häufigsten Fehlbildungen im Kopfbereich bei Neugeborenen. Raucht eine Frau während der Schwangerschaft, hat ihr Kind ein doppelt so hohes Risiko, mit solch einer Fehlbildung geboren zu werden.

Fazit: Also Finger weg vom Rauchen!!!

23_Was muss man raten, wenn jemand das Rauchen nicht lassen kann?

1. **Den Konsum so weit wie möglich reduzieren und den Versuch, ganz mit dem Rauchen aufzuhören, nicht aus den Augen verlieren!**
2. Da MANC/Klinoptilolith in der Lage ist viele Schadstoffe aus dem Speichel zu binden und gleichzeitig auch Mineralstoffe wieder abzugeben, wird die Regeneration der Schleimhäute gefördert. Durch den regelmäßigen abendlichen Einsatz von Suspensionsträgerschienen beugt man der Parodontitis-Erkrankung vor. Toxaprevent–Halistop sorgt für angenehmes Ausatmen bei Rauchern. Die FROXIMUN AG entwickelt, produziert und vertreibt natürliche Medizinprodukte für Menschen, die als Zweckbestimmung nur ein Ziel verfolgen: Menschen zu helfen „Lange gesund zu leben". Es sind Naturstoffe zur Einnahme in Pulver- oder Kapselform und seit kurzer Zeit auch als Kautablette erhältlich. Für die Anwendung auf der Haut stehen Produkte in Pulver und als Suspensionen sowie Salben zur Verfügung. Im Zuge beauftragter Anwendungsbeobachtungen wurde folgendes Phänomen entdeckt: Anhand zweier aufeinanderfolgender Beobachtungsstudien mit TOXAPREVENT® Medizinprodukten wurde die Reduzierung von Schwermetallen sowie bestimmter Entzündungsindikatoren im Organismus bei Rauchern untersucht. In beiden Studien erhielten die Teilnehmer täglich TOXAPREVENT® Medizinprodukte mit dem natürlichen Wirkstoff MANC® (modifizierter

aktivierter Naturklinoptilolith). Die Anwendungsbeobachtungen dauerten 4 bzw. 8 Wochen. Die Untersuchung der Blei- und Cadmiumkonzentrationen in Blut, Urin und Stuhl ergab Hinweise auf Detoxifikationsprozesse (Entgiftung und Ausleitung) durch MANC®. Nach der Behandlung konnten reduzierte Cadmiumwerte im Blut und teilweise auch eine vermehrte Ausscheidung von Cadmium über den Urin und Stuhl nachgewiesen werden. Somit konnte das Ergebnis von bereits durchgeführten In-vitro-Untersuchungen (Labor) der Firma FROXIMUN bestätigt werden, die ebenfalls eine signifikante Bindung von Cadmium durch den Naturwirkstoff MANC® dokumentieren konnte.
Erste Untersuchungsergebnisse bzgl. neuer Therapieformen zur Bindung und Ausleitung von Cadmium an Rauchern wurden bereits im September 2017 an der Harvard University USA vorgestellt und sorgten für reges Interesse der Vortragsteilnehmer. Konkrete Studienergebnisse finden Sie unter www.froximun.de.
3. Raucher sollten regelmäßig ihren Vitaminstatus überprüfen lassen. Hierzu empfehlen wir auch die Lektüre des Buches von Bodo Kuklinski „Mehr Gesundheit für Raucher“ [Kuklinski 1997].
4. Ob E-Zigaretten bei der Rauchentwöhnung helfen können, ist aus wissenschaftlicher Sicht nicht belegt. Im Gegenteil: Rund eine Millionen Deutsche rauchen regelmäßig E-Zigaretten. Auch die Wasserpfeife ist bei Jugendlichen sehr beliebt. Nach Angaben der DAK rauchen 15 Prozent der Jugendlichen regelmäßig Shisha. Der süße Geschmack der E-Zigarette und das breite Angebot an zum Teil bedenklichen Aromastoffen erhöht die Akzeptanz für das Rauchen. Die Belastung, z. B. durch Formaldehyd, soll bei E-Zigaretten um bis zu 15 Mal höher sein als beim konventionellen Rauchen. Übrigens: MANC bzw. Naturzeolithe binden nachweislich auch Formaldehyde!!!

24_Was ist das Burning-Mouth-Syndrom (brennendes Feuer im Mund)?

Man kann es auch als brennendes Feuer im Mund bezeichnen. Patienten beschreiben den Zustand oft so, als ob sie scharfe Peperoni oder gar Chilischoten gegessen haben, ohne dass das Brennen wieder aufhört. Frauen sind statistisch gesehen zehnmal häufiger betroffen als Männer. Häufig steht das Zungenbrennen im Vordergrund. Wenn der Mund brennt, weil man etwas höllisch Scharfes gegessen hat, hilft häufig kalte Milch, beim Burning-Mouth-Syndrom nicht. Laut wissenschaftlichen Studien hilft in manchen Fällen Alpha-Liponsäure. Regelmäßige Mundspülungen mit MANC-Pulver aufgelöst in Wasser, unter Berücksichtigung des Zeta-Potentials bzw. das Lutschen von MANC-Kautabletten (Halistop) dämmt das Brennen stark ein. Speziell gegen das Zungenbrennen sollte man mehrfach täglich die Zunge mit einem Schaber reinigen, vorher jedoch MANC-Pulver auf die Zunge pudern und 1–2 Minuten einwirken lassen.

Es muss jedoch auch nach möglichen Ursachen von ärztlicher bzw. zahnärztlicher Seite gesucht werden. So kann z. B. ein Vitaminmangel vorliegen (B12, B1, B2, B6) oder aber ein Mangel an Folsäure bzw. Eisen. Ebenso können hormonelle Schwankungen, wie z. B. zum Beginn der Menopause, wie auch Schilddrüsenerkrankungen eine Ursache sein.

Auch schlecht sitzende Prothesen und Zahnersatzmaterialunverträglichkeiten müssen berücksichtigt werden.

25_Was ist Xerostomie (Mundtrockenheit)?

Mundtrockenheit (Xerostomie) entsteht durch Unterversorgung der Mundhöhle mit Feuchtigkeit bzw. Speichel. Im normalen Alltag kann dieser Zustand häufiger auftreten oder nur vorübergehend bestehen. Er lässt sich durch ausreichende Wasseraufnahme schnell wieder beheben. Jedoch ist Wasser nicht gleich Speichel und deshalb ist eine gute Speichelproduktion sehr wichtig.

Mundtrockenheit kann aber auch als Nebenwirkung vieler Medikamente bzw. als Symptom unterschiedlicher Krankheiten auftreten. Raucher leiden häufiger unter Mundtrockenheit. Gerade bei älteren Menschen, bei denen das Durstempfinden stark eingeschränkt ist, kann vermehrt ein trockener Mund beobachtet werden.

Mundtrockenheit kann in Folge einer Unterfunktion der Speicheldrüsen, von Stoffwechselerkrankungen wie Diabetes mellitus, unterschiedlichen Tumoren, aber auch infektiösen Erkrankungen von Erregern bakterieller, viraler bzw. mykotischer Spezies entstehen. Autoimmunerkrankungen, hormonelle Dysbalancen wie auch psychische Belastungen können eine Ursache für Mundtrockenheit sein. Bei Mundtrockenheit kann es zu Problemen während des Schluckens kommen, denn mangelnder Speichelfluss verhindert die Zersetzung der aufgenommenen Nahrung und damit eine wichtige Vorverdauung bzw. die Einleitung eines guten Verdauungsprozesses. Ebenso benötigt unsere Stimme eine gute Feuchtigkeitsversorgung.

Führt die Mundtrockenheit zu Verletzungen der Zunge und des Zahnfleisches, treten dort Mikrorisse auf. Hier können sich dann gut Bakterien, Viren, Pilze und Toxine einlagern.

Die Lebensqualität für Patienten mit trockenem Mund ist oftmals beeinträchtigt. Die Zunge kann brennen und schmerzen. Außerdem ist häufig auch der Geschmackssinn beeinträchtigt. Viele Patienten haben Mundgeruch, aber aufgrund der verminderten Speichelproduktion ist auch der Schutzschild der Zähne bzw. die Selbstreinigungsfunktion eingeschränkt und die Patienten bekommen häufiger Karies bzw. Parodontitis.

Das Lutschen von MANC-Kautabletten (Halistop) (8-10 Tabletten über den Tag verteilt) fördert besonders den Speichelfluss, schützt vor Karies und führt den Zähnen und Schleimhäuten wichtige Mineralien zu.

26_Schimmelpilze, auch ein Problem in der Mundhöhle?

Schimmelpilze lassen sich im Alltag nicht vermeiden, denn sie sind ein fester Bestandteil der Natur. Man findet sie nicht nur in Wald, Wiesen und Erdboden, sondern sie bilden sich auch auf unserer Nahrung. Sie können sich von toten, zellulosehaltigen Substanzen wie Papier, Tapeten und bestimmten Baustoffen ernähren. Schimmelsporen werden hauptsächlich über die Luft übertragen und siedeln sich dort an, wo sie besonders gute Lebensbedingungen finden, nämlich ausreichend Nährstoffe und erhöhte Feuchtigkeit bzw. Luftfeuchtigkeit.

Baubiologen und Bausachverständige gehen davon aus, dass weit über 40 % unserer Wohnräume schimmelpilzbelastet sind. Besonders betroffen sind das Bad, die Küche und der Keller.

Geringe Schimmelpilzbesiedlung kann unser Körper mit einem stabilen Immun- und Regulationssystem gut und natürlich regulieren. Eine erhöhte Schimmelpilzkonzentration bei abgeschwächter Immunsituation kann zu gesundheitlichen Belastungen oder gar schwerwiegenden Erkrankungen führen. Dazu zählen allergische und toxische Krankheitsreaktionen wie Niesen, Husten oder Asthma. Die Gattung „Aspergillus“ soll sogar nachweislich für eine schwere Infektion der „inneren Organe“ verantwortlich sein, die bis zum Tode führen kann. Es handelt sich um die Aspergillose.

Die folgende Grafik der Akademie für Bauen, Wohnen und Gesundheit zeigt die Aufnahmewege von Schimmelsporen und Mikroorganismen.

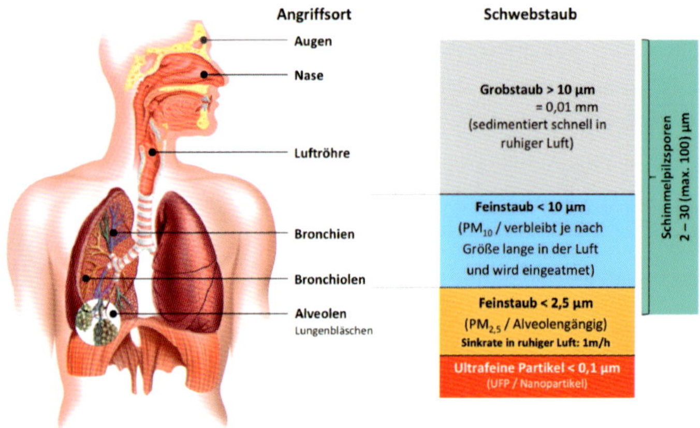

Abbildung 9: Je kleiner die Partikel des Feinstaubs, desto tiefer gelangen sie in den Körper (Akademie Bauen-Wohnen-Gesundheit 2018)

Humanpathogene Pilze

Aufnahmepfade von Sporen und Mikroorganismen:

Aufnahme über die Atemwege: Mund und Nase

Schimmelsporen und Mikroorganismen (Letztere eingelagert in oder angeheftet an kleinste Tröpfchen oder Stäube) werden als sogenannte Bioaerosole eingeatmet.

Aufnahme über den Mund:

Berühren des Mundes mit verschmutzten Händen, Handschuhen oder Gegenständen. Essen, Trinken oder Rauchen ohne vorherige Reinigung der Hände. Verzehr von Nahrungsmitteln, die durch Aufbewahren in verschmutzten Bereichen kontaminiert wurden.

Aufnahme über die Haut oder die Schleimhäute:

Verletzungen ermöglichen Mikroorganismen, z. B. Sporen, das Eindringen in den Körper. Aufgeweichte Haut bei Feuchtarbeiten sowie Spritzer in die Augen müssen ebenfalls als Eintrittspforte berücksichtigt werden.

Wenig bekannt ist jedoch die Tatsache, dass ca. 10 % der Nasennebenhöhlenerkrankungen (Sinusitiden) durch Schimmelpilze verursacht werden. Grund dafür sind fast immer wurzelbehandelte Zähne. Abstriche an extrahierten Oberkieferzähnen mit engem

Bezug zur Nasennebenhöhle zeigen Besiedlungen mit Schimmelpilzen, manchmal auch mit Candida-Pilzen (siehe auch Fragen 17, 18). Als besonders guter Nährstoff der Pilze dienen hier bestimmte Wurzelfüllmaterialen, besonders Zinkoxid oder auch (Para-) Formaldehyd enthaltende Pasten. Da wir durch unsere Umwelt immer wieder Schimmelsporen einatmen und diese bei der Belüftung in die feuchte Nasennebenhöhle gelangen, kommt es zur Ausbreitung. Fast immer müssen die wurzeltoten Zähne gezogen werden.

Die Extraktionswunde bedarf dann jedoch einer besonderen Behandlung, weil erfahrungsgemäß der angrenzende Kieferknochen mit Wurzelfüllmaterial belastet sein kann, aber auch sicherlich noch eine Schimmelpilzbesiedlung aufweist.

Neben dem vorsichtigen Ausfräsen der Knochenwunde sollte eine Ozonbehandlung in der Tiefe der Wunde durchgeführt werden. Bekanntermaßen tötet Ozon Viren, Bakterien und Pilze ab. Eine zusätzliche Tamponierung der Extraktionswunde mit antimykotischen Einlagen über mehrere Tage ist ebenso sinnvoll wie gezielte Einlagen mit Zeolithtabs.

Zeolithe verdrängen Schimmelpilze, aber sie können zusätzlich auch die Schadstoffe des Wurzelfüllmaterials binden und die Regeneration der Wunde beschleunigen (siehe auch Frage 65).

Eine Kontrolle über die erfolgreiche Schimmelpilzbeseitigung sollte über einen Abstrich bzw. durch eine Untersuchung des Granulationsgewebes erfolgen.

Schleimhautbelastungen der Mundhöhle mit Sporen können durch Ozon, Propolis, Suspension-Zahnschienen, Spüllösungen und Kautabletten auf MANC-Zeolithbasis extrem reduziert bzw. eingedämmt werden. Sie unterstützen jedenfalls andere antimykotische Therapien.

27_Ölziehen oder Zeolithspülungen, was ist sinnvoller?

Bereits in der traditionellen indischen Medizin (Ayurveda) wusste man um die heilenden Eigenschaften des Ölziehens oder Ölschlürfens.

- Der beste Zeitpunkt ist morgens auf nüchternen Magen
- Man nimmt einen Esslöffel bzw. Schluck Öl in den Mund und presst/zieht diesen zwischen den Zähnen hin und her (Schlürfen).
- Wenn man zusätzlich noch mit dem Öl gurgelt, ist dies gut für die Oberflächenreinigung der Mandeln (Tonsillen).
- Die Spülzeit sollte etwa 3–5 Minuten andauern.

- Das Öl nicht herunterschlucken, sondern ausspucken und bei Bedarf den Vorgang wiederholen.
- Mit einem Zungenschaber reinigt man anschließend die Zunge und spült mit lauwarmem Wasser nach.
- Die Zähne sollten erst nach dem Frühstück geputzt werden.

Am bekanntesten ist in Deutschland die Ölziehkur mit Sonnenblumenöl, das liegt unter anderem an der ersten deutschsprachigen Veröffentlichung, die in einem Mitgliederbrief der Veronica-Carstens-Stiftung Anfang der 1990er Jahre erfolgte und deren Resonanz sehr groß war. Hier wurde die Empfehlung zum Sonnenblumenöl gegeben, weil dort über die Anwendung aus der russischen Volksmedizin berichtet wurde.

Welches Speiseöl Sie zum Schlürfen verwenden, ist letztendlich egal, jedoch sollte es ein hochwertiges kaltgepresstes Öl sein.

Dem Ölziehen wird nachgesagt, dass es schädliche Substanzen, die über die Drüsen der Mundschleimhaut ausgeschieden werden, binden kann. Gleiches gilt auch für oberflächlich eingelagerte Toxine und Abschilferungsprozesse der Schleimhautzellen. Erfahrungsberichte vieler „Ölschlürfer" weisen darauf hin, dass das Öl eingedrungene Keime (Viren, Bakterien, Pilze) erfolgreich ausschwemmt und die Anwender wesentlich seltener von Erkältungen und anderen Infektionskrankheiten betroffen sind.

Patienten mit Mundschleimhauterkrankungen, insbesondere Gingivitis, Parodontitis, Parodontose berichten ebenfalls über erhebliche Verbesserungen ihrer Mund- bzw. Schleimhautsituation.

Die Autoren dieses Buches empfehlen die morgendliche Ölziehkur und zusätzlich die abendliche Zeolithspülung mit dem im Wasser aufgelösten MANC. Diese sollte jedoch erst nach dem Zähneputzen erfolgen und gut durch die Zähne geschlürft werden. Es muss jedoch nicht zwingend ausgespuckt werden, sondern man kann die Lösung herunterschlucken. Dabei bitte möglichst nicht mit Wasser nachspülen, sondern den leichten, körnigen Zeolith-Film auf den Schleimhäuten belassen. Da MANC ein Mineralienspender ist, stehen diese Stoffe den Schleimhäuten länger zur Verfügung.

28_Menopause im Mund, gibt es das?

Sowohl bei Ärzten als auch bei Zahnärzten ist die Tatsache, dass klimaktielle (durch Wechseljahre bedingte) Probleme im Mund häufiger auftreten, noch zu wenig bekannt.

Hormonrezeptoren in der Mundschleimhaut bewirken bei menopausalen Hormonumstellungen Mundtrockenheit und Schleimhautveränderungen, die oft auch mit diffusen Schmerzen einhergehen. Krankheitsbilder, wie z. B. der orale Lichen planus, das „Burning-Mouth-Syndrom", (siehe auch Frage 24), Xerostomie (siehe auch Frage 25), Parodontose und Parodontitis (siehe auch Fragen 122, 123) oder auch die Osteoporose treten statistisch bewiesen wesentlich häufiger auf.

Eine gezielte Begleittherapie mit Zeolith- oder MANC–Präparaten kann hier oft sehr gut helfen.

29_Gibt es krankhafte, altersbedingte Veränderungen im Mund?

Es wird von altersbedingten Veränderungen berichtet. Jedoch lässt es sich schwer trennen, ob die Erscheinungen vom Alter oder von einer ungesunden Lebensweise oder Umweltschäden oder Erkrankungen verursacht worden sind, denn es gibt Menschen, die bis ins hohe Alter ihre Mundgesundheit erhalten.

Die Sensibilität der Geschmacksknospen kann z. B. durch zu viele, sehr scharfe Mahlzeiten oder durch Verlangen nach heißem Essen geschädigt werden. Medikamente, Rauchen und Alkohol können Zahnfleisch und Geschmacksknospen schädigen.

Im Alter soll sich die Speichelproduktion verringern. Ein trockener Mund ist die Folge. Aber auch das Gegenteil, ein übermäßiger Speichelfluss kann entstehen. Das nennt man sabbern. Häufig geschieht das während der Nachtruhe.

Die Vollprothese wird auch als Alterserscheinung geführt, d. h. totaler Zahnverlust. Dieser ist aber häufig auf eine vernachlässigte Mundhygiene in jüngeren Jahren zurückzuführen.

Es ist wohl schwer zu differenzieren, was auf Kosten des Älterwerdens oder auf Kosten der Lebensweise an Veränderungen im Mund entsteht. Die Mundhygiene von Kindesbeinen an sollte daher in allen Familien und in der Schule angeregt werden, um krankhafte Veränderungen des Mundes im Alter zu verhindern. Hilfreich kann hierbei Naturzeolith sein.

30_Wie erfolgt die Einspeichelung und woher kommt der Speichel?

Der Speichel wird von der Unterzungendrüse, den beiden Unterkieferdrüsen und den beiden Ohrspeicheldrüsen produziert. Speichel dient der Säuberung der Mundhöhle, der Verflüssigung der Nahrung. Im Speichel enthaltene Enzyme (Amyla) dienen der ersten

Verdauungsstufe, nämlich der Aufspaltung der kohlenhydrathaltigen Nahrung in Traubenzuckermoleküle beim Kauen. Wer lange kaut, verspürt bald einen süßen Geschmack.

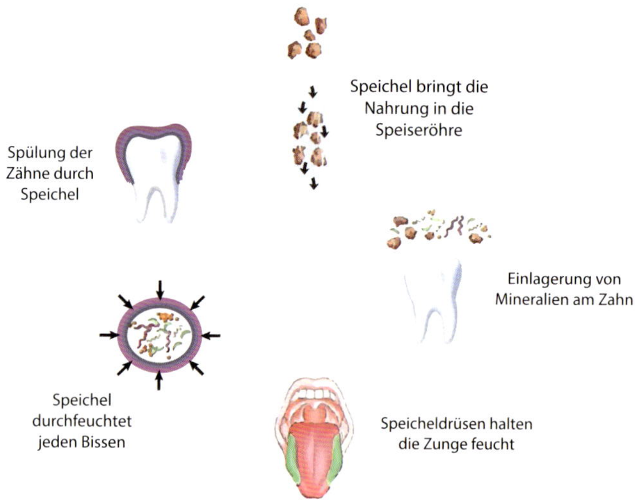

Abbildung 10: Funktionen der Speichelung [Adams et al. 1996]

31_Was versteht man unter sublingualer Resorption?

Resorption = Aufsaugung, d. h. Aufnahme von Stoffen durch die Haut oder Schleimhaut in die Blut- und Lymphbahn. Auch Resorption ist dafür gebräuchlich.

Der Begriff **Absorption** = Aufsaugen, in sich aufnehmen, ist nicht mit dem Begriff Adsorption zu verwechseln.

Chemisch bedeutet **Absorption**: Aufnahme oder/und Verteilung eines Stoffs mittels Diffusion durch eine Phasengrenzfläche, z. B. Eindringen von Gasen in eine Flüssigkeit.

Physiologisch wird unter **Absorption** die Aufnahme von Substanzen (Nährstoffen, Medikamenten) über Haut oder Schleimhäute bzw. aus dem Gewebe in die Blut- und Lymphbahnen verstanden.

Adsorption (lat. adsorbere = an sich binden)

Adsorption = Konzentrationsverschiebung einer Substanz im Bereich der Grenzschicht zweier benachbarter Phasen

Positive Adsorption → Anreicherung

Negative Adsorption → Verdrängung

Der Naturzeolith hat die Fähigkeit zur Adsorption, also kann er Gifte und Schadstoffe durch Bindung unschädlich machen, so dass sie nicht durch die Mund-/Darmschleimhaut aufgenommen werden.

Sublinguale Resorption oder Absorption ist die Aufnahme von Stoffen durch die unter der Zunge liegende Schleimhaut.

Heute ist es üblich, dass z. B. Aminosäuren oder Peptide sublingual appliziert werden, weil sie im Verdauungstrakt in ihrer Wirkung verändert oder neutralisiert werden. Naturzeolith wird als MANC-Kautablette angeboten und kann als Lutschtablette oder sublinguale Tablette verwendet werden. Die gesamte Mundschleimhaut ist, wie auch die Darmschleimhaut, zur Resorption oder Absorption fähig. Deshalb können auch Kautabletten die gleiche Wirkung entfalten.

32_Was gibt es sonst noch Interessantes von den Zähnen zu wissen?

Der Mensch wird mit zwei natürlichen Zahngenerationen versorgt: den Milchzähnen und den Erwachsenenzähnen. Der Erwachsene hat vier Schneidezähne, zwei Eckzähne, vier vordere Backenzähne und sechs hintere Backenzähne, auch als Mahlzähne bezeichnet. Somit sind im Oberkiefer und Unterkiefer jeweils 16x2 gleich 32 Zähne. Die hintersten Zähne werden als Weisheitszähne bezeichnet. Bei Zahnbeschwerden können sich die Auswirkungen (z. B. Schmerzen) nicht nur auf den Mund, sondern auf den ganzen Körper konzentrieren. Warum?

Jeder Zahn hat eine Pulpa (Zahnmark). Sie füllt die Zahnhöhle aus. Die gesunde Zahnpulpa besteht aus feinfasrigem Bindegewebe und ist reich mit Blutgefäßen (Kapillaren) und Nervenfasern ausgefüllt. Die Pulpa ist Bestandteil der Grundsubstanz der extrazellulären Matrix. Da die Grundsubstanz der extrazellulären Matrix den ganzen Körper durchzieht, können Kariesbakterien (z. B. Streptococcus mutans), Toxine der von den Bakterien zerstörten Pulpateile und andere Schadstoffe, zum Beispiel von Zahnfüllungen (Amalgam, Metalle, Kunststoffe), an jeden Ort unseres Körpers gelangen. Wenn das Selbstheilungssystem geschwächt ist, können Muskel-, Knochen- und Gelenkschmerzen, Allergien, Entzündungen, Lymphstauungen und andere krankhafte Veränderungen entstehen.

Karies verursacht Löcher und Höhlen in den Zähnen. Es bilden sich Nekrosen (zerstörtes, verfaultes Gewebe), durch welche ebenfalls Toxine (Gifte, Leichengift) in der gesamten

Grundsubstanz der extrazellulären Matrix verstreut werden und zu sehr ernsthaften Erkrankungen an verschiedenen Stellen des Körpers führen können. Deshalb sollte bei Beschwerden, deren Ursache unklar ist, stets auch an die Zähne als Verursacher gedacht werden.

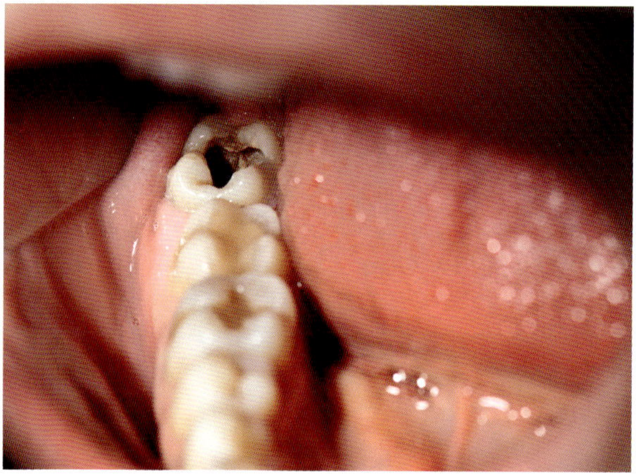

Abbildung 11: Kariöser Zahn

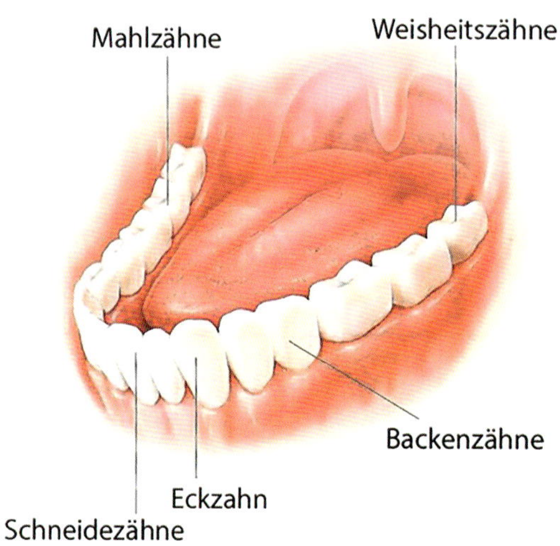

Abbildung 12: Die Zähne des Unterkiefers [Adams et al. 1996]

33_Wie geht die Bildung der 1. und 2. Zähne vor sich?

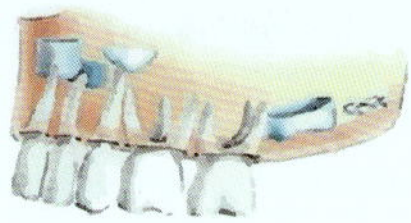

1 Hinter den Milchzähnen beginnen sich die zweiten Zähne zu bilden

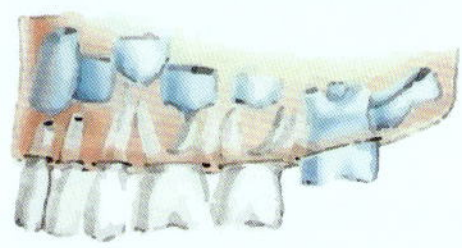

2 Zuerst zeigen sich die Mahlzähne

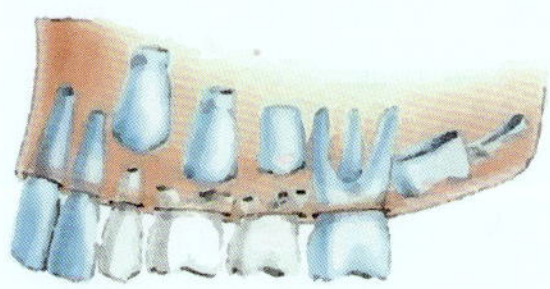

3 Es folgen die vorderen Scneidezähne

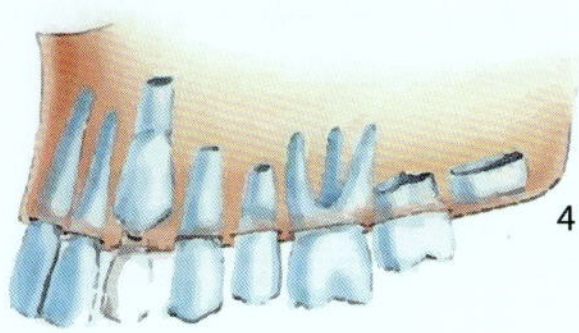

4 Danach treten die seitlichen Schneide-zähne in Erscheinung

Abbildung 13: Schematische Darstellung der 1. und 2. Zähne des Menschen [Adams et al. 1996]

Die werdende Mutter sollte nicht für zwei essen, aber für zwei denken. Bereits in der 6. bis 8. Schwangerschaftswoche wird der Grundstein für ein gesundes Gebiss des Kindes gelegt. Die Zahnleisten entstehen, aus denen sich die Keimanlagen für die 20 Milchzähne und die 32 bleibenden Zähne bilden. Ab etwa dem vierten Monat lagern sich Mineralien in die werdenden Zähne ein und sorgen damit für die notwendige zukünftige Verfestigung. Eine ausgewogene und vollwertige Ernährung der Mutter ist also während der gesamten Schwangerschaft nicht nur im eigenen Interesse wichtig, sie tut auch ihrem Kind und dessen Gebissentwicklung etwas Gutes. Kalziumreiche Nahrung, wie z. B. ein Übermaß an Milchprodukten, führt zu einem Überschuss an Kalzium im Körper, wodurch die Kalzifizierung gehemmt wird. Es muss also immer dafür gesorgt werden, dass ausreichend SiO_2 und Magnesiumsalze zugeführt werden.

Ab etwa dem 6. Lebensjahr erfolgt der zweite Schritt des Zahndurchbruchs (Dentition). Nun machen die Milchzähne langsam Platz für die bleibenden. Die Milchzahnwurzeln werden vollständig aufgelöst und führen zum Zahnausfall. Aber bevor der erste Milchzahn locker wird, brechen meist hinter den Milchzähnen die ersten Molaren (Backenzähne) durch. Da sich die bleibenden Zähne von der Schwangerschaft bis etwa dem 16. Lebensjahr entwickeln, müssen die heranwachsenden Kinder ebenso eine ausgewogene Ernährung und eine ausreichende SiO_2-Zufuhr bekommen, damit sich die bleibenden Zähne optimal entwickeln bzw. mineralisieren.

Eine Unterversorgung an Nährstoffen hat häufig eine Hypomineralisation des Schmelzes bzw. des Dentins zur Folge. Dieses sieht man dann, wenn die Zähne durchbrechen. Neben einer gelbbräunlichen bzw. weißcremartigen Farbe haben die betroffenen Zähne eine schlechte Schmelz- bzw. Dentinqualität. Der Schmelz ist weicher und poröser, was häufig zu einem Abplatzen der betroffenen Areale bereits während oder kurz nach ihrem Durchtritt in die Mundhöhle führt. Diese Zähne sind deutlich kariesanfälliger als gesunde Zähne und müssen oft schon frühzeitig behandelt werden. Deshalb sollte hier besonders eine Kariesprophylaxe mit MANC Suspensionsschienen und Lutschtabletten durchgeführt werden, um den Zähnen genügend Mineralstoffe von außen zuzuführen und gleichzeitig einen optimalen pH-Wert für eine gesunde Mundflora einzustellen. In diesem Zusammenhang spricht man oft auch von MIH.

33b_Was ist MIH?

Hierbei handelt es sich um die sogenannte Molaren-Inzisiven-Hypomineralisierung.

M	olaren	=	Backenzähne (besonders die 1. großen Backenzähne, 6er)
I	nzisiven	=	Schneidezähne (1er und 2er)
H	ypomineralisation	=	Mineralisationsmangel, Unterversorgung mit Mineralien

Selbst nach einem tadellosen Milchgebiss kann plötzlich ein brauner neuer bleibender Backenzahn im Mund eines sechsjährigen Kindes durchbrechen. Häufig variiert das Ausmaß des Schadens: Bei manch einem Zahn zeigen sich nur weiße bis gelblich braune Verfärbungen an einzelnen Stellen, bei anderen Zähnen sind einzelne Höcker oder gar großflächig die ganze Zahnoberfläche betroffen. Je dunkler die Stelle, umso niedriger ist wahrscheinlich der Mineralgehalt und desto schwächer ist der Schmelz.

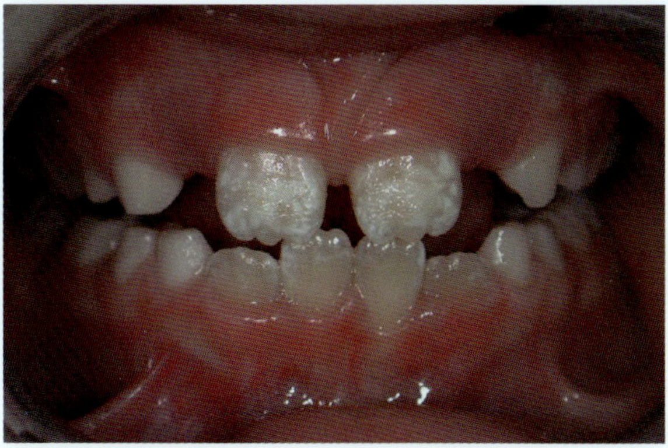

Abbildung 4: Die Mundhöhle als eigenes Biotop [Wellregain 20]

Hypomineralisierte Zähne wirken nicht nur optisch unschön. Je stärker die Zähne betroffen sind, desto unangenehmer wird es für das Kind. Dort, wo der Schmelz weggebrochen ist, liegt das Dentin (Zahnbein) frei und kann empfindlich auf Temperaturreizungen und andere Belastungen reagieren. Das Zähneputzen kann zum Schmerzdrama werden, sodass es manchmal sogar drastisch eingeschränkt wird und die allgemeine Zahngesundheit sich verschlechtert. Rund 10% der Kinder leiden an MIH. Wissenschaftlich ist die Ursache jedoch nicht geklärt.

Die Störung der Zahnentwicklung muss zwischen dem achten Schwangerschaftsmonat und dem vierten Lebensjahr aufgetreten sein. In dieser Zeitspanne wird der Schmelz der ersten Backenzähne (Molaren) und der Inzisiven (Schneidezähne) gebildet. Der Durchbruch dieser Zähne erfolgt aber erst vier bis sechs Jahre später, sodass die genaue Ursache schwer auszumachen ist. Wissenschaftlich werden unterschiedliche Probleme während der Schwangerschaft, Geburt und Säuglings- bzw. Kleinkindentwicklung diskutiert: Hierzu zählen Störungen im Mineralhaushalt, Sauerstoffmangel, Dioxin und andere Belastungen der Muttermilch, Infektionskrankheiten, Antibiotika und Kortison Medikation, Magen-Darmstörungen und Lungenerkrankungen.

Einen besonders hohen Stellenwert als Mitverursacher wird dem Weichmacher bzw. Kunststoff Bisphenol A von wissenschaftlicher Seite beigemessen. Diesen finden wir zum Teil in Folien für Lebensmittelverpackungen, Plastikflaschen, Babyschnullern aber auch zu einem hohen Anteil in der Muttermilch.

Die Autoren dieses Buches sind der Auffassung, dass man der größten Bedeutung jedoch einem ausgeglichenen Mineralhaushalt von Mutter und Kind beimessen sollte. Nicht nur die ausreichende Menge der einzelnen Mineralien sind entscheidend, sondern ein optimiertes Verhältnis der Mineralien untereinander. So sind zum Beispiel in der biochemischen Regulation Kalzium und Magnesium Antagonisten (Gegenspieler). Um Enzymaktivität voll zu entfalten muss um ein vielfaches mehr Magnesium als Kalzium in der Zelle sein. Schon ein geringer Anstieg des Kalziums gegenüber dem Magnesium kann die Funktionen der Zelle negativ beeinflussen.

Da Magnesium wichtiger ist für das Zellwachstum, die Zellteilung und für den Stoffwechsel der Zelle, kann ein Kalziumüberschuss bereits diese Funktionen erheblich einschränken.

Wenn also viel Milch bedeutet, dass ich viel Kalzium gebe, nach dem Werbeslogan „Die Milch macht's", dann muss auch der Magnesiumspiegel angereichert werden.

Gute Mineraldonatoren (Spender) sind unter anderem die MANC- Zeolithe.

34_Was versteht man unter toten Zähnen?

Gesunde Zähne sind mit ihren Wurzeln über Fasersysteme im Knochen eingebettet. Im Inneren eines Zahnes befindet sich der sogenannte Zahnnerv (Pulpa) mit Arterien und Venen, eingebettet in das Bindegewebe (extrazelluläre Matrix). Über dieses Nerven-Gefäß-Bündel wird die Ernährung des Zahnes sichergestellt. Wird nun dieser Nervkomplex stark gereizt, sei es durch dauerhafte Überbelastung, Bakterien oder Materialien aus Zahnfüllungen, so kann er absterben. Die Folge ist, dass mit dem toten Nervengewebe auch Bakterien und sich zersetzendes Gewebe im Wurzelkanal zurückbleiben. Man spricht dann oft von Eiweißzerfallsprodukten oder gar „Leichengiften". Es bilden sich übelriechende Zersetzungsgase, die den Körper belasten können. Einige davon sind Mercaptan, Thioäther, Indol, Scatol etc. Da der Zahn mit dem umliegenden Gewebe, aber besonders mit der „extrazellulären Matrix" in ständigem aktiven Austausch steht, werden auch Bakterien und Toxine dort an den Körper abgegeben. Viele Eiweißzerfallsprodukte können durch Zeolith (MANC) gebunden bzw. resorbiert werden.

35_Was ist eine Wurzelbehandlung und sollte man diese durchführen lassen?

Betrachtet man einen längsdurchtrennten Zahn unter einem Mikroskop, erkennt man, dass er 1–4, manchmal auch mehr Hauptkanäle von der Krone bis in die Wurzelspitze hat. Von diesen Hauptkanälen abgehend ist der Zahn von mehreren tausend Seitenkanälen, den Dentinkanälchen, durchzogen, die aneinandergereiht eine Länge von bis zu 2 Kilometern haben können. Bei einer Wurzelbehandlung versucht der Zahnarzt das zerfallene Gewebe durch Kanalfeilen oder auch Ultraschallfeilen aus den Haupt- und Seitenkanälen zu entfernen, zu desinfizieren, um diese anschließend mit einer Wurzelkanalfüllung zu verschließen.

Hierzu stehen dem Zahnarzt verschiedene Materialien zur Verfügung. Diese können feine Spitzen aus Guttapercha sein. Manchmal enthalten diese Spitzen Zusätze von Schwermetallsulfaten oder auch Cadmium. Eine andere Möglichkeit besteht darin, die Kanäle mit Pasten zu füllen. Diese werden dann mit speziellen spiralförmigen Instrumenten einrotiert. Den verschiedenen Pasten werden die unterschiedlichsten Zusätze beigemischt. Dazu gehören Epoxidharze, Eugenol, Zinkoxid, aber auch Konservierungsstoffe wie Formaldehyd, Paraformaldehyd, Jodoform und Perubalsam. Manche Pasten enthalten sogar Sulfonamide, Antibiotika und Kortison (siehe Frage 26).

Da der tote Zahn natürlich im Stoffwechsel mit seiner Umgebung, der „extrazellulären Matrix", steht, können diese Stoffe auch in das Körperinnere gelangen und zu Problemen und Belastungen unterschiedlichster Art führen.

Grundsätzlich ist zu raten, möglichst keine wurzeltoten oder wurzelbehandelten Zähne zu haben. Deshalb ist es wichtig, bei jedem Patienten abzuwägen, ob eine Wurzelbehandlung eine gravierende Belastung darstellt oder ob diese Belastung aus Zahnerhaltungsgründen zu tolerieren ist.

36_Wie entsteht Zahnbelag und was ist der Biofilm?

Am Anfang bildet sich an der Zahnoberfläche, aber auch auf den künstlichen Flächen von Füllungen und Zahnersatz, eine dünne Ablagerung aus den Eiweißen (Proteinen) des Speichels. Darauf siedeln dann die Bakterien der Mundhöhle, also auch die Kariesbakterien mit dem Namen Streptococcus mutans an. Wenn der Vorgang ungestört verläuft, siedeln sich auf der Schicht weitere Mikroorganismen an, die sich dann vermehren und sich gegenseitig mit ihren Stoffwechselprodukten versorgen, also in Symbiose zueinander leben.

Weitergehend bildet sich zwischen den Bakterien eine Matrix aus Eiweißen und Kohlehydraten. Dieses bezeichnet man als Biofilm.

Antiseptische Mundspüllösungen, also ohne Zähneputzen, können nur der obersten Zellschicht etwas anhaben, da die Bakterien zur Zellteilung nur etwa eine halbe Stunde benötigen und diese Schicht dadurch sehr schnell wiederhergestellt wird und sie dann weiter wächst. Wesentlich effektiver sind Spülungen mit Naturzeolith-Suspensionen.

37_Wodurch entsteht Zahnstein?

Seine Entstehung findet durch die Einlagerung von anorganischen Stoffen aus dem Speichel und dem Mundmilieu im Zahnbelag statt. Zahnstein ermöglicht dem Zahnschmelz eine Regeneration aufgrund der Calcium- und Phosphatverbindungen des Speichels. Es wird der durch Säuren angeätzte Zahnschmelz regeneriert. Man bezeichnete früher den Zahnstein auch als das „natürliche Schutzschild der Zähne“. Wächst diese Schutzschicht jedoch zu stark an, kann sie das Zahnfleisch verdrängen und es bilden sich sogenannte Konkremente (Ablagerungen von Zahnstein) in den Zahntaschen, wodurch es zu Zahnfleischentzündungen bzw. Parodontitis kommen kann. Allerspätestens dann muss er entfernt werden.

38_Mikrobiom, was weiß man darüber?

Seit etwa 10 Jahren ist das Wissen bzw. die Forschung darüber in den Vordergrund gerückt. Unter dem Mikrobiom versteht man die Gesamtheit aller den Menschen besiedelnden Mikroorganismen. Jedoch bilden diese Organismen keinen einheitlichen Biofilm, sondern man unterteilt zwischen Mundmikrobion, Darmmikrobion, Hautmikrobion, Scheidenmikrobion etc. Mittlerweile unterscheidet man zwischen über 20 Mikrobiome, die in Wechselwirkung zueinander stehen und sich gegenseitig positiv wie auch negativ beeinflussen können.

39_Wie entsteht Karies?

Caries dentinum ist lateinisch und heißt „Fäule des Zahnes“. Der Zahnschmelz ist die eigentliche Schutzschicht des Zahnes. Er wird angefressen bzw. angelöst und durchlöchert, sodass Bakterien und andere Substanzen (Toxine) in das Zahninnere gelangen können und den Zahn weiter zersetzen, falls dieser Vorgang nicht gestoppt wird.

Zahnkaries ist eine der häufigsten Zivilisationskrankheiten des Menschen. Bei naturgesunden Völkern findet man relativ selten Karies vor. Schädelfunde zum Beispiel aus der Römerzeit zeigen, dass es vielleicht einen oder zwei kariöse Zähne gab. Bekannt ist, dass Karies durch Remineralisation im Anfangsstadium heilbar ist. Oft sind es kleine braune Flecken im Schmelz der Zähne, die eine ehemalige Kariesstelle anzeigen. Selbst namenhafte Hersteller von Zahnpasten werben damit, beginnende Karies reparieren zu können. Wir finden hier oft zum Produktnamen den Zusatz „repair".

Es ist jedoch auch so, dass aktive fortschreitende Karies zum Stillstand kommen und sich wieder remineralisieren kann. Das Loch bzw. die Kavität bleibt aber erhalten. Nur Kleinstdefekte heilen komplett wieder aus. Dr. Weston Price, ein bekannter amerikanischer Zahnarzt, der Anfang des letzten Jahrhunderts viele Naturvölker bereiste, stellte abgeheilte Karies immer dann fest, wenn diese Völker (Eingeborene) zu ihrer ursprünglichen Ernährung zurückkehrten, nachdem sie einige Zeit den Errungenschaften der Zivilisation erlegen waren.

Über die Entstehung von Karies ist noch heute die Theorie von Doktor W. D. Miller [1897] allgemein anerkannt. Hier geht man von der Vorstellung aus, dass kariogene Mikroorganismen der Mundhöhle (Plaque) bei einem Überangebot an kariogenem Substrat (niedermolekulare Kohlenhydrate/Zucker) organische Säuren produzieren. Wirken diese lange genug auf den Zahnschmelz ein, so entmineralisieren diese ihn.

Die 4 Hauptfaktoren

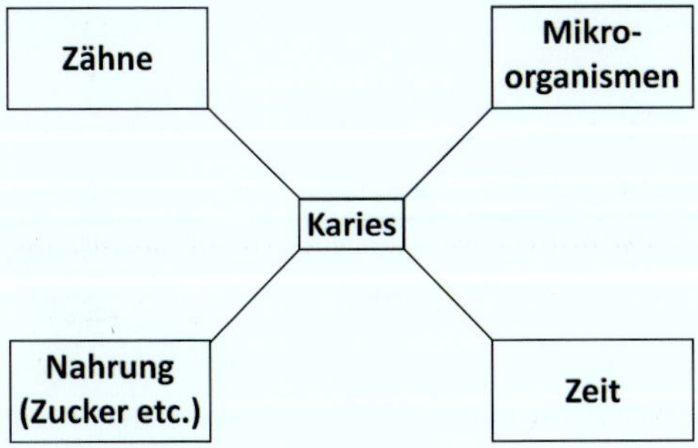

Abbildung 14: Die vier Hauptfaktoren der Karieserzeugung

Neben diesen Hauptfaktoren der Kariesentstehung gibt es zahlreiche zusätzliche Faktoren:

1. Speichelfluss und Speichelzusammensetzung (z. B. Mineralien)
2. pH-Wert und Pufferkapazität des Speichels
3. wenig bekannte genetische Faktoren

4. Faktoren, die während der Reifung eines Zahnes entstanden sind, z. B. mangelnder Ernährung bzw. auch Unterversorgung mit Mineralien, dauerhafte Einnahme von Medikamenten, Toxine, etc. (siehe Frage 33)

Kaum bekannt ist jedoch, dass Karies durch oralen Galvanismus ausgelöst werden kann. Dies stellte bereits 1879 der Amerikaner H. S. Chase durch Beobachtungen an vielen Patienten fest. Galvanismus = elektrische Mundströme. Diese Mundströme können den ganzen Organismus negativ beeinflussen.

Im Jahr 2014 wurde diese These von Professor Niedermayer (Uni Köln) und seinem Team bestätigt. Sie konnten nachweisen, dass bei einer Feldstärke in Höhe von 20 V/m Schmelz und Dentin schon nach zwei Tagen in Lösung gehen (siehe auch Fragen 97, 98).

Aber nicht nur der orale Galvanismus fördert die Kariesentstehung, sondern auch Kunststoffe bzw. Kunststofffüllungen können beteiligt sein. Unter dem Mikroskop kann man sehen, wie Bakterien sich besonders gerne auf Kunststoffen ansiedeln. Der Grund liegt darin, dass viele Bakterienarten gerne den Grundbaustein des Kunststoffes, nämlich den Kohlenstoff, verstoffwechseln. Auch hierzu gibt es etliche universitäre Studien. Besonders sind hier die Übergänge zwischen gesundem Schmelz und dem Füllungsrand gefährdet.

Eine besondere Gefahr besteht hier natürlich bei Kindern mit festen Zahnspangen und deren Brackets. Hier werden diese mit Kunststoff auf die Zähne geklebt. Die meisten Brackets und die dazugehörigen Drähte sind aus Metalllegierungen gefertigt.

40_Welche anderen Erkrankungen gibt es noch in der Mundhöhle?

Wenn wir zum Zahnarzt gehen, dann hoffen wir, dass er kein Loch findet und wir möchten, dass unser Zahnfleisch gesund ist. Jedoch ist uns eigentlich nicht bewusst, dass es eine große Vielzahl von Erkrankungen in der Mundhöhle geben kann bzw., wie wir weiter oben gelesen haben, sich auch einige innere Krankheiten in der Mundhöhle widerspiegeln.

Wir sehen Veränderungen der Schleimhäute und der Zunge. Gerade diese Veränderungen sind sehr wichtig zu diagnostizieren. Der Ursprung kann sehr vielfältig sein. Entzündungen, hervorgerufen durch Bakterien, Viren oder Pilze, aber auch physikalische und chemische Reize können zu lokalen oder generalisierten Schädigungen führen. Hier können auch Stoffe aus Zahnmaterialien bzw. Mundhygieneprodukte (Zahnpasta und Co.) verantwortlich sein.

Ebenso spielt auch unsere Ernährung eine bedeutende Rolle (Bio?).

Dann können Infektionskrankheiten wie zum Beispiel Pilzkrankheiten, virale Infektionen bzw. bakterielle Infektionen ihre Bedeutung haben.

Verhornungsanomalien sind häufig bei Rauchern zu beobachten. Hyperplasien, das sind geschwulstartige Veränderungen, die als kleine Wucherungen oder Tumore imponieren, bis zu Schleimhautpigmentierungen sind zu beobachten.

Ein besonderes Augenmerk muss auf Veränderungen gelegt werden, die ein hohes Risiko zur malignen (bösartigen) Entartung haben. Hier ist eine engmaschige Verlaufskontrolle bzw. auch der Versuch einer Ursachenergründung sehr wichtig.

Weiterhin sollte auch eine Beratung über zusätzliche Belastungen der Schleimhäute mit Schadstoffen und Toxinen in den Beratungsfokus rücken.

41_Kann der Oralsex (Mundsex) für die Mundgesundheit schädlich sein?

Nach neuesten wissenschaftlichen Erkenntnissen kann der Oralsex Mund- und Rachenkrebs verursachen. Diese böse Erfahrung hat z. B. laut Medienberichten der Hollywoodstar Michael Douglas machen müssen.

Die Verursacher des Mund- und Rachenkrebses sind humane Papillomaviren (HPV), die bisher bekannt sind für das Verursachen von Gebärmutterkrebs. Experten stellten fest, dass sich der Mund- und Rachenkrebs durch HP-Viren in den letzten Jahren wie eine Epidemie verbreitet hat. Nach Angaben von Prof. Dr. Lutz Gissmann vom Deutschen Krebsforschungszentrum Heidelberg erkranken in Europa jährlich 12.000 Männer und 2.500 Frauen an Mund- und Rachenkrebs durch HPV. Tendenz steigend.

Die Ursache für diese Unterschiede zwischen Mann und Frau ist noch nicht bekannt. Fakt ist aber, dass sich Männer wie Frauen beim gegenseitigen Oralsex mit HPV infizieren können. Das sollte jeder wissen.

Einer Prognose von Hals-Nasen-Ohrenärzten der USA zufolge soll es 2020 in den USA mehr HPV-Rachen- und Mundkrebs-Erkrankte geben als HPV-Gebärmutterkrebspatientinnen. Nach Berichten von Ärzten der Österreichischen Gesellschaft für Hals-Nasen-Ohrenheilkunde ist in Europa der gleiche Trend wie in den USA zu erwarten. Das soll daran liegen, dass der Oralsex zunehmend mehr ausgeübt wird und dies mit häufig wechselnden Partnerschaften.

Für HNO- und Zahnärzte ist das ein Signal dafür, dass sie die Frage nach Oralsex in ihre Anamnese mit einbeziehen müssen.

42_Was ist Dentophobie (Zahnarztangst)?

Wörtlich übersetzt heißt Dentophobie Zahnarztangst. Die Zahnarztangst geht gewöhnlich auf Erinnerungen an schmerzhafte Behandlungen an Zähnen und Zahnfleisch zurück, die aber häufiger mildere Schmerzen verursachen als z. B. kariesbedingte Zahnschmerzen. Aber auch die unangenehme Nähe des Zahnarztes, der Eingriff in einen intimen Bereich, eben in die Mundhöhle und der Verlust der Kontrolle darüber, was im Mund während der Behandlung vVerletzendes geschieht, bedingt Zahnarztangst.

Die Zahnarztangst drückt sich nicht nur in den subjektiven Angstgefühlen aus, sondern auch in verschiedenen körperlichen Erscheinungen, z. B. starkes Schwitzen, erhöhte Herzfrequenz bis zu Panikattacken, Übelkeit, Neigung zu Stuhl- und Harndrang. Manche Menschen meiden oft jahrelang den Besuch einer Zahnarztpraxis. Dieses Verhalten schadet aber dem Menschen, weil regelmäßige Kontrollen der Zähne bei der heutigen Lebensweise und Ernährung unbedingt erforderlich sind.

Es gibt verschiedene Möglichkeiten, die Zahnarztangst zu vermindern oder zu beseitigen. Dazu zählen:

- vertrauenbildendes Gespräch
- langsames Heranführen an eine Behandlungssituation (3-Termine-Strategie)
- Einsatz von Hypnose, von Lokalanästhesie und Vollnarkose

Ein vertrauenbildendes Gespräch mit einem einfühlsamen Zahnarzt kann die Zahnarztangst oft sehr schnell überwinden. Erfolgversprechend kann auch die 3-Termin-Strategie sein. Ziele ist es, eine positive Einstellung des Betroffenen zum Zahnarzt zu bekommen. Beim ersten Termin wird ein vertrauenbildendes Gespräch geführt. Beim zweiten Termin werden Behandlungsgeräte und Behandlungsnotwendigkeiten erklärt und beim dritten Termin die Behandlung begonnen. Die Termine kann der Betroffene selbst bestimmen.

Auch die Zahnarzthypnose kann sehr erfolgversprechend gegen die Dentophobie wirken. Der von der Zahnarztangst Betroffene muss auch aber wissen, dass Angst den Schmerz verstärken kann. Je weniger Angst ein Patient beim Zahnarzt hat, desto geringer sind die möglichen Behandlungsschmerzen.

Ängstliche Menschen sollten sich für einen gesunden Lebensstil in der Angstüberwindung trainieren, weil die Angst ein Risikofaktor für viele Krankheiten ist.

43_Können Naturmineralien die Mundgesundheit verbessern und die Karies minimieren?

Naturmineralien sind geradezu prädestiniert, die Mundgesundheit zu gewährleisten und die Entstehung der Karies zu minimieren. Sie können Folgendes bewirken:

1. Verbesserung des pH-Wertes im Mundmilieu; dadurch weniger Säureattacken auf den Zahnschmelz.
2. Verminderung des oralen Galvanismus durch Bindung bzw. Ionenaustausch der in Lösung gegangenen Metalle.
3. Freisetzung von Mineralien, die benötigt werden, um den Zahnschmelz zu regenerieren.
4. Bindung von am Zahnschmelz, besonders auf Kunststofffüllungen, haftenden Bakterien.

44_Was sind Silikate?

Silikate sind sehr stabile Silizium-Sauerstoff-Verbindungen, in die auch sehr stabil andere Elemente, z. B. Aluminium (dritthäufigstes Element auf unserem Planeten), Magnesium, Eisen, Natrium u. a., eingebunden sind. Das einfachste Silikat ist das Siliziumdioxid (SiO_2). Für die Anwendung im menschlichen Körper wurde bisher sehr effektiv SiO_2, auch als Kieselsäure bezeichnet, gebraucht. Für den Menschen wichtige weitere Silikate sind Naturzeolith und Montmorillonit.

Die Erdkruste unseres Planeten besteht zu über 80 % aus Silikaten. Die Silikate Ton, Lehm und Löss zählen zu den fruchtbarsten Böden. Das häufige Vorkommen der Silikate hat dazu geführt, dass nachweislich seit der Steinzeit Silikate, vor allem Ton, als Heilmittel verwendet wurden.

In der Antike gab es die Siegelerde (Terra sigillata), die wertvoller als Gold bewertet wurde.

Nach der religiösen Schöpfungslehre soll der Mensch aus Silikaten entstanden sein: „Da nahm Gott einen Klumpen Ton, formte diesen und hauchte ihm Atem (Geist) ein.“ Adam = Erdling.

45_Was sind Zeolithe?

Es gibt mehr als 100 Formen der in der Natur vorkommenden Zeolithe. Deshalb wird von der Zeolith-Gruppe gesprochen. Sie wird als eine artenreiche „Familie“ wasserhaltiger Gerüstsilikate bezeichnet. Zeolithe können bis zu 40 % ihres Trockengewichts Wasser enthalten. Beim Erhitzen kann das Wasser abgegeben und bei feuchter Luft wieder zugeführt werden. Die Struktur wird dabei nicht verändert.

Zeolithe sind mikroporöse Tuffgesteine in Form von kristallinen Mineralien. Die Struktur der Zeolithe besteht aus eng miteinander verknüpften Tetraedern, die mit sechs Sauerstoffionen ausgerüstet sind. Das Tetraedergerüst bildet unzählige Kanälchen.

Für medizinische Zwecke hat sich der Klinoptilolith-Zeolith als geeignet erwiesen. Wenn in diesem Buch von Naturzeolith (zur Abgrenzung von künstlichen Zeolithen) geschrieben wird, ist Klinoptilolith-Zeolith gemeint.

46_Was ist Klinoptilolith-Zeolith?

Der Naturzeolith ist ein natürliches mikroporöses Gestein vulkanischen Ursprungs, welches in bestimmten Gebirgen vieler Länder vorkommt. Es gibt mehr als 100 verschiedene Zeolitharten. Klinoptilolith-Zeolith wird vorwiegend für gesundheitsfördernde und medizinische Zwecke verwendet.

Das Grundskelett des Klinoptilolith-Zeoliths ist ein Kristallgitter, welches kalibrierte Hohlräume von 4,0-7,2 Ångström aufweist (1 Ångström = 10^{-10} m = 0,1 nm). Das Kristallgitter (Anionenteil) besteht aus Silizium-(SiO_4)- und Aluminium-(AlO_4)-Tetraedern. In diesen festen SiO_4-AlO_4-Kristallgittern, die netzartig gestaltet sind, befinden sich Kationen wie Kalzium, Magnesium, Natrium, Kalium u. a. im Verbund mit Kristallwasser (nicht freies H_2O).

Bisher sollen in den Naturzeolithen (Klinoptilolith) mindestens 34 Mineralien nachgewiesen worden sein, die häufig nur in Spuren vorhanden sind, wie sie ein höher entwickelter lebender Körper unbedingt benötigt.

Das Gestein des Klinoptilolith-Zeoliths wird zerkleinert und mittels besonderer Verfahren von Fremdstoffen gesäubert. Mit speziellen Mikronisierungsverfahren wird der Naturzeolith pulverisiert. Wissenschaftliche Untersuchungen mit PMA-Zeolith [Montinaro et al. 2013] und praktische Erfahrungen belegen, dass eine mittlere Korngröße von zirka 7 µm im menschlichen Körper am wirkungsvollsten ist. Von jeder Charge wird eine Analyse durchgeführt und ein Datenblatt angelegt. Dies weist u. a. die mineralische und chemische Zusammensetzung sowie das Freisein von Schadstoffen und Keimen aus.

Ein derartiges Zeolithkörnchen ist mit einer Unzahl von Kristallgitterkanälchen von 0,4-0,72 Nanometer durchgesetzt. Es sieht aus wie ein Schwamm und kann auch Ionen wie ein Schwamm aufsaugen. Diese Kanälchen sind streng kalibriert und dienen dem selektiven Ionenaustausch. Der selektive Ionenaustausch ist nicht nur für Lebensfunktionen im menschlichen Körper wertvoll, sondern auch für die Technik von sehr großem Interesse.

Die Herstellung von synthetisierten Zeolithen nach Vorbild des Naturzeoliths für den technischen selektiven Ionenaustausch gehört heute schon zur Alltäglichkeit. Diese synthetischen Zeolithe sind jedoch nicht für den Humanbereich geeignet.

In der Technik haben die künstlichen Zeolithe zu einer Revolution geführt. Zum Beispiel wird mit künstlichen Zeolithen das Blei aus dem Benzin entfernt. Ohne Zeolith gäbe es kein bleifreies Benzin.

Für menschliche Zwecke sollte Natur-Klinoptilolith-Zeolith verwendet werden, der als Medizinprodukt zertifiziert ist.

Das Bemühen seriöser Naturzeolith-Produzenten, die gesundheitsfördernden Wirkungen dieses Tuffgesteins zu optimieren, ist ein sichtbarer Trend der letzten Jahrzehnte.

Dabei spielt vor allem das Mikronisierungsverfahren der Naturzeolithgesteine, die Partikelgröße des Pulvers und die dabei erreichte Wirkungsoberfläche eines Partikels eine wichtige Rolle.

Der Vorläufer war das Verfahren zur Erzeugung des Tribomechanisch Aktivierten Zeoliths (TMAZ) (T. Lelas). Durch jahrelange Forschungsarbeiten wurden von zwei Naturzeolith-Produzenten getrennt voneinander neue wirkungsoptimierte Mikronisierungs-Aktivierungsverfahren entwickelt.

Kurzbeschreibungen dieser beiden neu entwickelten Mikronisierungs-Aktivierungs-Verfahren und die Anwendung des damit erzeugten Naturzeolith-Pulvers in der ärztlichen Praxis und Klinik sowie in Forschungsstudien werden nachfolgend vorgestellt.

46.1_Mikronisierter aktivierter natürlicher Klinoptilolith (MANC-Zeolith)

Der MANC-Zeolith, mikronisierter, aktivierter natürlicher Klinoptilolith-Zeolith wurde ebenfalls mit einer besonderen Technologie zerkleinert und aufbereitet. Die Daten der Korngrößenmessungen werden in der folgenden Abbildung 15 demonstriert

Die medizinischen Dokumente zu den mit MANC-Zeolith erzielten Ergebnissen stellte uns die Froximun AG, Neue Straße 2a, 38838 Schlanstedt, zu unserer freien Verwendung in diesem Buch zur Verfügung. Dafür bedanken wir uns vielmals. Diese uns zur Verfügung gestellten Dokumente werden von uns entsprechend der Konzeption des Buchs in den gesamten Text als Auszüge integriert.

Wie aus Abbildung 15 hervorgeht, wird die mittlere Größe der Partikel des MANC-Zeoliths auf einem Niveau der Verteilungskurve von 7,0-14,0 Mikrometer demonstriert. Nanopartikel sind nicht enthalten.

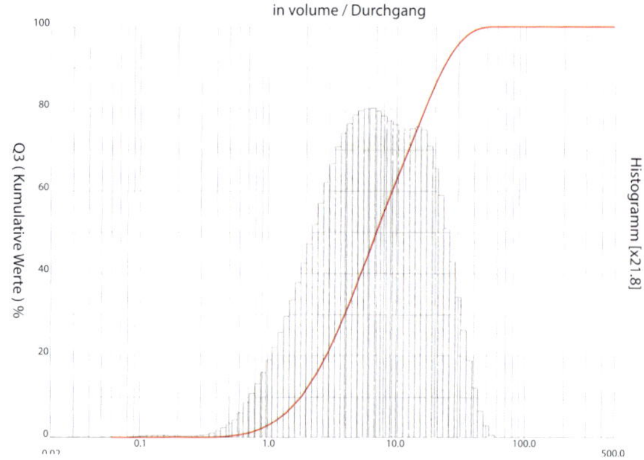

Abbildung 15: MANC-Zeolith. Korngrößenmessung Cilas 1090 Naß., der Firma Eilas, vom 01.04.2015, Messbereich: 0,02-500 µm/100 Klassen

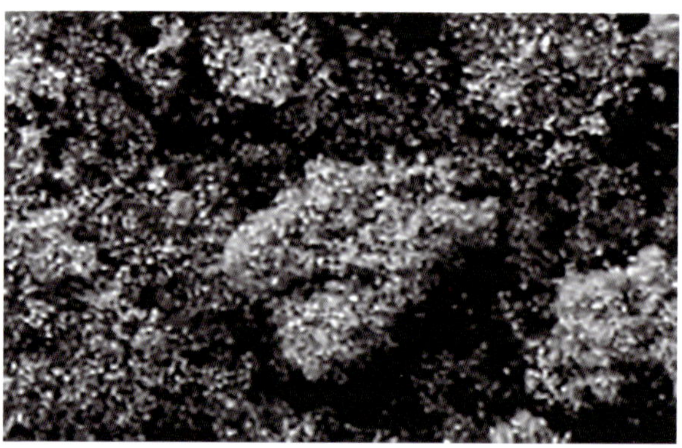

Abbildung 16: Natur-Klinoptilolith-Zeolith-Körnchen von ca. 10 µm Durchmesser in 300-facher Vergrößerung [modifiziert nach Pavelič et al. 2004]

46.2_PMA-Zeolith (Panaceo-Mikro-Aktivierung)

Mit diesem Mikronisierungsverfahren wurde ein Zeolith-Pulver mit einer mittleren Partikelgröße von 7,0 Millimetern erzielt und die Wirkungsoberfläche der Partikel durch eine spezielle Aktivierung erheblich vergrößert. Wie präklinische Untersuchungen ergaben [z. B. Montinaro et al. 2013], wurde mit diesem PMA-Zeolith eine beträchtliche Wirkungsverbesserung des in dem Körper der Menschen und der Tiere gelangenden Naturzeoliths erreicht.

Die medizinisch-wissenschaftlichen Dokumente zu den erzielten Ergebnissen stellte uns die Panaceo International Aktive Mineral Production GmbH, A-9585 Goedersdorf, zu unserer freien Verwendung in diesem Buch zur Verfügung. Dafür bedanken wir uns vielmals. Diese uns zur Verfügung gestellten ärztlichen Erfahrungsberichte und Studienergebnisse werden entsprechend der Konzeption dieses Buchs in den Gesamttext integriert.

47_Wie ist die chemische Zusammensetzung des Naturzeoliths?

Die chemische Zusammensetzung das Naturzeoliths kann Unterschiede in den einzelnen Minen, in denen sie vorkommen, zeigen. Nachfolgend wird die chemische Zusammensetzung der Mine Nizny Hrabovec (Kosice, Slowakei) angeführt:

Chemische Zusammensetzung	
SiO_2	65,0-71,3%
MgO	0,6-1,2%
Al_2O_3	11,5-13,1%
Na_2O	0,2-1,3%
CaO	2,7-5,2%
TiO_2	0,1-0,3%
K_2O	2,2-3,4%
Fe_2O_3	0,7-1,9%

Die Mikroporen des Tuffgesteins sind mit Kristallgitter-Kanälchen ausgerüstet, die einen Durchmesser von 0,4-0,72 Nanometer ausweisen. Darin befinden sich Kristallwasser und Anionen verschiedener Mineralien.

48_Gelangen Zeolithkörnchen in die Zellen?

Kein Naturzeolith gelangt bei einer mittleren Korngröße von 7,0 Mikrometer in die Zelle. Die getrunkene Flüssigkeit durchläuft den ganzen Verdauungskanal von der Mundhöhle bis zum Anus.

Das Klinoptilolith-Zeolith-Pulver ist in ein mit ca. 300 ml trinkwarmem Wasser gefülltes Glas zu geben. Nach dem Verrühren (Verschlämmen) des Pulvers im Wasser wird die „milchige“ Flüssigkeit mit einem pH-Wert von 7,2–8,0 schluckweise getrunken.

Durch Zugabe des Wassers auf das Pulver wird in den Kanälchen die Kristallflüssigkeit aktiviert, welche die Voraussetzung für den Ionenaustausch ist. Das Wasser wird von Klinoptilolith-Zeolith-Körnchen wie ein Schwamm aufgesaugt (Kapillarprinzip).

Die getrunkene Flüssigkeit durchläuft danach den ganzen Verdauungskanal von der Mundhöhle bis zum Anus. Dieser Durchlaufprozess des in der Flüssigkeit befindlichen Klinoptilolith-Zeoliths wurde von Dr. Nikolai Daskaloff [2005] isotopenmarkiert und mit der entsprechenden Technik beobachtet (siehe Abbildung 17).

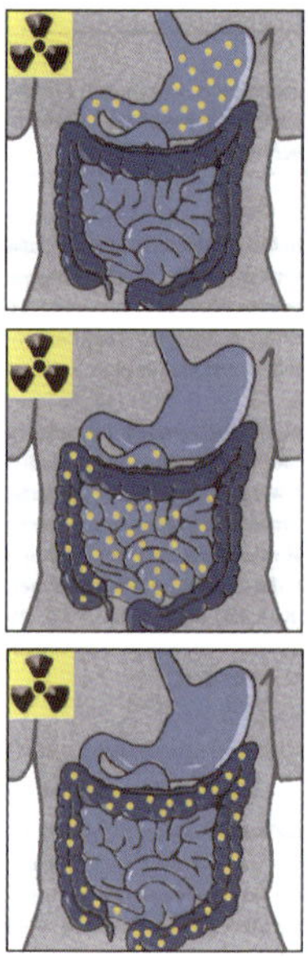

6 Minuten nach der Aufnahme ist Klinoptilolith-Zeolith im Abschnitt des Magens und Zwölffingerdarms messbar.

240 Minuten nach der Aufnahme hat der Klinoptilolith-Zeolith den Magen vollständig verlassen und ist teilweise bereits bis in den Dickdarm vorgedrungen.

24 Stunden nach der Aufnahme befindet sich der Klinoptilolith-Zeolith kurz vor der Ausscheidung nahezu vollständig im Abschnitt des Dick- und Mastdarms.

Abbildung 17: Verhalten von isotopenmarkiertem Klinoptilolith-Zeolith während des Durchlaufens im Magen- und Darmtrakt [Dr. Nikolai Daskaloff 2005]

Ein direktes Eindringen des Klinoptilolith-Zeolith-Körnchens durch die Darmwand in das Blut ist nicht nachweisbar.

Wenn Zeolith als Nanopartikel (< 400 nm (Nanometer) Körnigkeit) eingenommen wird, besteht aber die Gefahr der Durchgängigkeit durch die Darmwand. Angebote von Zeolith als Nanopartikel sollten nicht verwendet werden.

Während dieses Durchlaufs im Verdauungstrakt erfolgt der selektive Ionenaustausch, die Sorbentwirkung und die Abgabe von kolloidalem Siliziumdioxid über die Darmschleimhaut in das Bindegewebe (das als extrazelluläre Matrix bezeichnet wird) und von da aus in die einzelnen Zellverbände. Im Rücklauf des Ionenaustauschs werden Abbaustoffe, Gifte und Schadstoffe von den Zeolithkörnchen aufgenommen. Diese werden mittels Adsorption unschädlich gemacht und mit dem Kot ausgeschieden.

49_Welches sind die wichtigsten Funktionen des Naturzeoliths im menschlichen Körper?

- Selektiver Ionenaustausch, wodurch dem menschlichen Körper nur die und so viel Mineralien zugeführt werden, wie er sie für die systemische Regulation benötigt. Andererseits werden Schadstoffe aus dem Körper entfernt.
- Adsorption, d. h. Bindung von Stoffen, z. B. Toxinen (Giften), die damit unschädlich gemacht werden. Beide Funktionen wirken untrennbar zusammen.
- Zufuhr von kolloidalem Siliziumdioxid
- Detoxikation (Entgiftung) durch Ionenaustausch und Adsorption
- Zufuhr notwendiger Mineralien und Regelung des Mineralstoffwechsels
- Sicherung des Elektrolythaushalts und der bioelektrischen Aktivität durch Ionenaustausch
- Beseitigung freier Radikale /Antioxidantienwirkung
- Stärkung der Immunität
- Bindung von Radionucliden
- antibakterielle, antivirale und antimykotische (gegen Pilze gerichtete) Wirkungen
- Verhinderung von Entzündungen
- Katalysatorenfunktionen in allen Lebensprozessen

Naturzeolith kann in die Autoregulation des menschlichen Organismus sanft steuernd eingreifen. Das ist eine einmalige Eigenschaft eines Wirkstoffs.

50_Wie soll Naturzeolith eingenommen werden?

Für die optimale Wirkung ist folgendes Einnahmeritual unbedingt einzuhalten:

- Ein Glas Wasser bereitstellen (trinkwarm).
- Die Pulvermenge in das Wasser einbringen.
- Danach mit einem Keramik- oder Plastiklöffel das Pulver zu einer Aufschwemmung (Suspension) gut verrühren.

- Eine kleine Menge von der Flüssigkeit (Suspension) (ca. 20-25 ml) in den Mund bringen. Dort für kurze Zeit festhalten und danach langsam herunterschlucken.
- Danach erneut die Suspension umrühren und wieder eine kleine Menge Flüssigkeit in den Mund nehmen, für kurze Zeit festhalten und dann langsam schlucken.

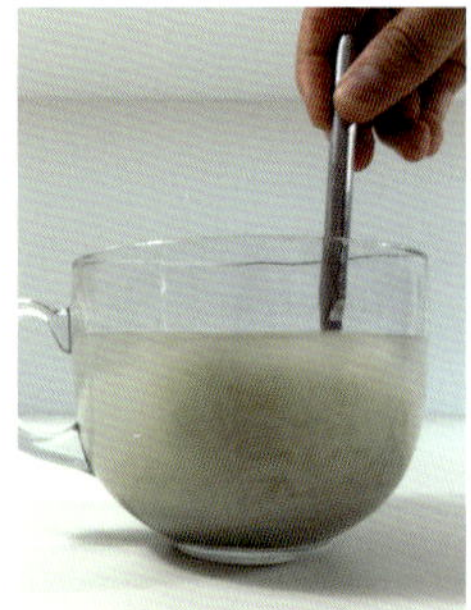

Abbildung 18: Verrühren des Zeolithpulvers zu einer Suspension mit einem Keramiklöffel

Diese Prozedur ist so lange zu wiederholen, bis das Glas leer ist.

Gewöhnlich werden aus einem Wasserglas 10-15 Portionen Suspension schluckweise eingenommen.

Außerdem sind tagsüber 2-3 Liter Wasser zu trinken.

51_Welche Tagesdosis kann verwendet werden?

Die Tagesdosis für einen Erwachsenen kann 3 g betragen.

Für Menschen über 50 Jahre sind 6 g/Tag empfehlenswert.

Erfahrungsgemäß ist es günstig, die Tagesdosis von 3 g unmittelbar nach dem Aufstehen, mindestens 1/2 Stunde vor dem Frühstück oder vor der Einnahme anderer Wirkstoffe oder Genussmittel (Kaffee, Tee, Alkohol, Rauchen) einzunehmen. Bei Verwendung einer Tagesdosis von 6 g kann diese zur Hälfte auf den Morgen und zur anderen Hälfte auf den Abend verteilt werden. Der Abstand zu anderen Stoffen (Nahrung usw.) soll auch hier mindestens 1/2 Stunde betragen.

52_Was vollzieht sich beim Durchlauf des Zeoliths im Verdauungskanal?

Das Klinoptilolith-Zeolith-Pulver ist in ein mit ca. 300 ml trinkwarmem Wasser gefülltes Glas zu geben. Nach dem Verrühren (Verschlämmen) des Pulvers im Wasser wird die „milchige" Flüssigkeit mit einem pH-Wert von 7,2-8,0 schluckweise getrunken.

Durch Zugabe des Wassers auf das Pulver wird in den Kanälchen die Kristallflüssigkeit aktiviert, welche die Voraussetzung für den Ionenaustausch ist. Das Wasser wird von Klinoptilolith-Zeolith-Körnchen wie ein Schwamm aufgesaugt (Kapillarprinzip).

Die getrunkene Flüssigkeit durchläuft danach den ganzen Verdauungskanal von der Mundhöhle bis zum Anus. Dieser Durchlaufprozess des in der Flüssigkeit befindlichen Klinoptilolith-Zeoliths wurde von Dr. Nikolai Daskaloff [2005] isotopenmarkiert und mit der entsprechenden Technik beobachtet.

Ein direktes Eindringen des Klinoptilolith-Zeolith-Körnchens durch die Darmwand in das Blut ist nicht nachweisbar.

Beim Durchlauf vollziehen sich folgende Funktionen:

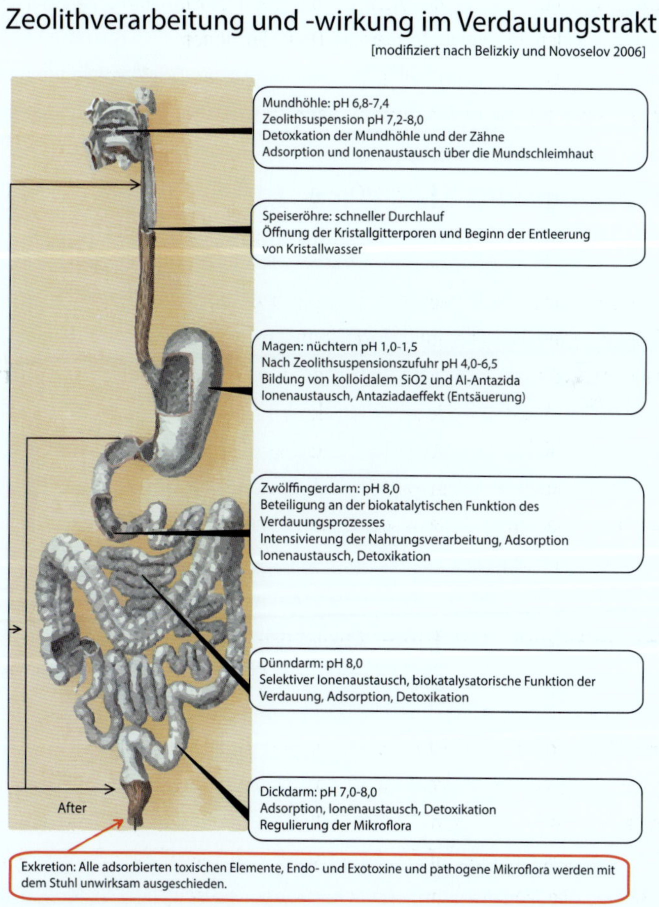

Abbildung 19: Zeolithverarbeitung und -wirkung im Verdauungstrakt [modifiziert nach Belizkiy und Novoselov 2006 aus Hecht und Hecht-Savoley 2008]

53_Was ist der selektive Ionenaustausch?

Ein Zeolithkörnchen ist mit einer Unzahl von Kristallgitterkanälchen von 0,4-0,72 Nanometer durchsetzt. Es sieht aus wie ein Schwamm und kann auch Ionen wie ein Schwamm aufsaugen. Diese Kanälchen sind streng kalibriert und dienen dem selektiven Ionenaustausch. Der selektive Ionenaustausch ist nicht nur für Lebensfunktionen im menschlichen Körper wertvoll, sondern auch für die Technik von sehr großem Interesse.

Ein Ionenaustausch besteht darin, dass ionisierte (elektrisch geladene) chemische Elemente von einem Medium in ein anderes überführt werden, z. B. von der Körperflüssigkeit Serum in ein Zeolithkörnchen. Ionenaustausch kann in einer Richtung, aber auch umgekehrt erfolgen. Die Gegenseitigkeit des Ionenaustausches vollzieht sich zwischen Zeolithkörnchen und Körperflüssigkeiten.

Obgleich der Ionenaustausch schon in der Bibel beschrieben wurde und seit zirka 100 Jahren täglich in der Technik realisiert wird, ist er vielen Menschen unbekannt.

Im zweiten Buch Mose der Bibel ist zu lesen: „Da kamen sie nach Mara; aber sie konnten das Wasser von Mara nicht trinken, denn es war sehr bitter. Daher nannte man den Ort Mara. Da murrte das Volk wider Moses und sprach: Was sollen wir trinken? Er rief zu dem Herrn; und der Herr zeigte ihm ein Holz; das warf er ins Wasser, da wurde es süß." (Ex 15, 23-26)

Wie war das möglich? Durch das Einlegen der alten (verrottenden) Bäume, die gute natürliche Ionenaustauscher sind, wurde dem Wasser, welches Magnesiumsulfat (Bittersalz) als in der Natur vorkommendes Mineral Epsomit enthielt, Magnesiumsulfat entzogen und somit dem Wasser die Bitterkeit genommen und dieses trinkbar gemacht.

So wie Moses mit dem Holz das Bitterwasser durch Entzug von Magnesiumsulfat „versüßte", werden durch Zeolith, welcher sich nach der Einnahme im Darm befindet, Gifte aus den Zellen oder aus dem flüssigen Bindegewebe (der extrazellulären Matrix) aufgenommen, unschädlich gemacht (adsorbiert) und aus dem Körper ausgeschieden.

54_Wie verläuft der Weg des Ionenaustausches vom Darm zur Zelle und zurück?

Um die Wirkung des Zeoliths im menschlichen Körper zu verstehen, muss man das größte Organ des menschlichen Körpers kennen. Das ist die Grundsubstanz der extrazellulären Matrix, die auch als flüssiges Bindegewebe bezeichnet wird.

Sicherlich ist Ihnen dieses größte Funktionsorgan des Menschen kaum bekannt. Leider kennen es auch viele Ärzte noch nicht. Aber schon in der embryonalen Entwicklung spielt das Bindegewebe als Stamm- und Muttergewebe mit sehr vielen Funktionseigenschaften eine wichtige Rolle.

Der entwickelte Mensch verfügt über verschiedene Formen des Bindegewebes, zum Beispiel als Knochen, Sehnen, Muskeln, Faszien, Bänder sowie als Bindegewebe der Unterhaut und aller glattmuskulären Organsysteme (z. B. Magen und Darm). Von Wichtigkeit für die Lebensprozesse ist das flüssige Bindegewebe mit verschiedenen Zellarten, Fasern kolloidaler Flüssigkeit, welches als Grundsubstanz der extrazellulären Matrix bezeichnet wird. In ihr befinden sich alle Bioregulatoren.

Das Bindegewebe, das im engeren Sinne die Grundsubstanz der extrazellulären Matrix darstellt, verbindet funktionell die Systeme eines ganzheitlichen Organismus und gewährleistet alle Grundregulationen, die zum Leben notwendig sind. Diese Grundsubstanz der extrazellulären Matrix, wie schon erwähnt auch als flüssiges Bindegewebe bezeichnet, durchzieht den ganzen Körper ubiquitär (= überall verbreitet, allgegenwärtig).

Die Grundsubstanz der extrazellulären Matrix hat unter der Haut eine Ausdehnung von ca. 3 m^2, unter der Schleimhaut des Atmungssystem ca. 80 m^2 und unter der Schleimhaut des Verdauungssystems 300-400 m^2. Sie geht auch bis zur Zahnpulpa. Bei Amalgamfüllung im Zahn können von hier aus Quecksilberionen über die Grundsubstanz der extrazellulären Matrix im ganzen Körper verteilt werden und unterschiedliche Belastungen in verschiedenen Körperregionen bewirken. Dies gilt auch für andere Zahnmetalle, Kunststoffe sowie für Wurzelfüllmaterialien.

Die Grundsubstanz der extrazellulären Matrix ist die Transitstrecke von den Lymph- und Blutkapillaren über das Molekularsieb zu den Zellverbänden und zurück.

Die Grundsubstanz der extrazellulären Matrix ist ein multistrukturelles System mit Zellen, Nervenfasern, speziellen Fasernetzen und kolloidaler Flüssigkeit.

Die Funktionen und Kommunikationen innerhalb der Grundsubstanz der extrazellulären Matrix werden mit den Zellen auf bioelektrischer Grundlage mit Hilfe von bestimmten Frequenzen des Zetapotentials gewährleistet.

Ihr wird auch Halbleiterfunktion zugeschrieben, wie sie aus der Technik bekannt ist, natürlich mit sehr viel geringerer Intensität.

In der Grundsubstanz der extrazellulären Matrix wird bestimmt, was in die Zelle hineingeht und was herausgebracht werden soll. Diese Selektion nimmt ein Molekularsieb als Grenzschicht zu den Zellen vor.

Die Kenntnisse über die Grundsubstanz der extrazellulären Matrix verdanken wir den Professoren Rimpler [1987], Pischinger [1990], Heine [1989] und Perger [1979].

Die Grundsubstanz der extrazellulären Matrix ist vergleichbar mit einem Vorgarten zu einem Reihenhaus, in das nur derjenige über eine bestimmte Türe hineinkommt, der dazu den passenden Schlüssel für das Molekularsieb hat und der Weg bis dahin sauber und glatt ist. Denn durch das Molekularsieb in die Zellverbände können nur jene Wirkstoffe, die zu gegebener Zeit mit dem passenden „Schlüssel" ausgerüstet sind. Aber der Weg für diese Wirkstoffe darf nicht verschmutzt sein. Alle Regulationsprozesse, die die Zellverbände betreffen, vollziehen sich ausschließlich in der Grundsubstanz der extrazellulären Matrix.

Der menschliche Körper besteht bekanntlich zu einem großen Teil aus Körperflüssigkeit (Blutserum, Urin, Lymphe, Verdauungssäfte, Liquor, Galle, Tränenflüssigkeit). Alle diese Flüssigkeiten haben kolloidalen Charakter und alle Lebensvorgänge spielen sich in der **kolloidalen Phase** ab.

Flüssige Kolloide werden Sole genannt. Kolloidgele sind relativ formbeständig und elastisch, z. B. Elastin und Kollagen. Fibrilläre Eiweiße, wie Myosin und Fibrin, d. h. Skelettmuskelfasern, Muskelfasern des Verdauungstrakts, Gelenkknorpel, Sehnen, Bänder usw., liegen im Körper in Gelform vor, Körperflüssigkeiten dagegen in Solform.

Die vielfältigen Eigenschaften des Kolloids, z. B. Wechselwirkungen zu den Mineralien bzw. Elektrolyten und das Verhalten der Kolloide in elektrischen Feldern (das elektrische Potential der Kolloidoberfläche, ein negativ geladenes Potential, wird als „Zetapotential" bezeichnet), bedingen ihren oszillierenden Charakter. Es werden Frequenzen zwischen 1-30 Hz angegeben. Gleiche Frequenzen werden von der Bioelektrizität des Gehirns gemessen.

Die Ionenaustauschfunktion des Zeoliths ist kein biochemischer, sondern ein biophysikalischer Prozess.

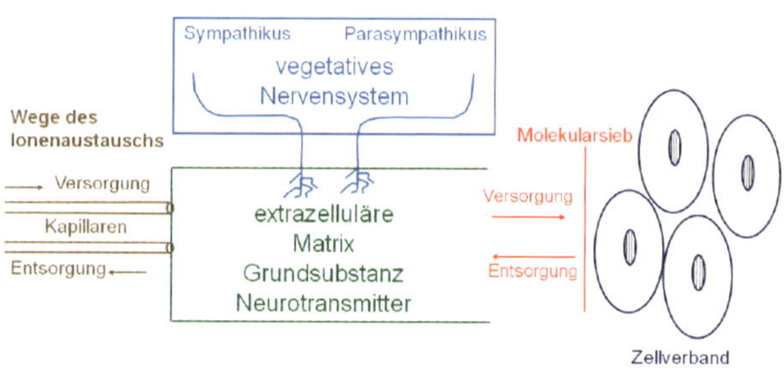

Abbildung 20: Schematische Darstellung der untrennbaren zentral-peripheren, ubiquitären (über den ganzen Körper erstreckend), unspezifischen Regulationseinheit. Die Steuerung der extrazellulären Matrix erfolgt über das vegetative Nervensystem [Hecht und Hecht-Savoley 2008]

55_Wie und wann sollte ich gezielt Naturmineralien einsetzen, um die Entstehung einer Karies zu minimieren?

Da Karies eine Zivilisationskrankheit ist, können wir diese nur durch Naturmineralien minimieren, es sei denn, wir ändern unsere zivilisatorischen Gewohnheiten. Zeolithe sind deshalb ein Geschenk der Natur und darum sollten wir sie gezielt nutzen.

Unsere Empfehlung (Hecht/Kufahl und andere):

Morgens
vor jeglicher Nahrungszufuhr (Essen und Trinken) eine halbe Stunde ein wenig angefeuchtetes Zeolithpulver auf die Zunge geben und zwei Minuten einwirken lassen. Danach mit einem Zungenschaber aus Keramik ausbürsten. Dieses zwei- bis dreimal wiederholen. Im Anschluss ein Wasserglas mit Zeolith/MANC-Pulver verrühren (siehe Zetapotential) und kräftig schluckweise durch die Zähne und Mundhöhle spülen bzw. ziehen. Nicht ausspucken, sondern runterschlucken, denn auch der Magen-Darm-Trakt profitiert davon. Durch kräftiges Gurgeln auch die Mandeln (Tonsillen) benetzen.

Tagsüber
Da wir bekanntermaßen unseren Körper täglich mit 1,5 bzw. 2 Liter Wasser versorgen sollten, wäre es ratsam, Zeolith (MANC-Pulver) hinzuzugeben. Somit können Schadstoffe aus dem Wasser eliminiert werden.

Wenn tagsüber der Wunsch besteht, den Atemgeruch zu verbessern, oder wenn man Verlangen nach etwas Süßem hat, sollte man Toxaprevent-Halistop-Kautabletten lutschen bzw. im Mund zergehen lassen. Neben MANC haben diese Kautabletten den Vorteil, dass durch enthaltenes Stevia der Drang nach Süßem gestillt wird. Stevia verringert zusätzlich das Anhaften der Bakterien bzw. stört deren den Zahn durch Säure angreifenden Stoffwechsel.

Abends
Am Abend sollte man nach dem Zähneputzen mit einer Zeolith MANC Zahnpasta eine Zahnschienen-Suspensionskur mit gleichzeitigem Einmassieren in die Zahnzwischenräume von circa 15-30 Minuten durchführen.

Dadurch werden alle am Tag produzierten Gifte und Belastungen minimiert, so dass neben der Kariesprophylaxe auch das Zahnfleisch regenerieren kann.

Wichtig: gerade Kinder, die Drang nach Süßigkeiten haben, sollten stattdessen lieber Toxaprevent-Kautabletten verzehren. (Stevia und MANC beugen der Karies vor). Kinder mit festsitzenden kieferorthopädischen Apparaturen (Brackets) sollten ebenso täglich eine Zahnschiene mit Suspension benutzen (oraler Galvanismus, Mundströme, Kunststoffproblematik). Wenn wir viele säureproduzierende Produkte verzehren: immer danach Zeolith MANC!

56_Was ist ein Zetapotential und welche Bedeutung hat es für die Einnahme des Naturzeoliths?

Im Zusammenhang mit der kurzen Beschreibung des Zetapotentials soll noch einmal erwähnt werden, dass der Mensch (und natürlich die Tiere) elektrisch gesteuerte Wesen sind. Die Elektrolyte steuern elektrisch alle Vorgänge an der Zellmembran und im gesamten Stoffwechsel. Die Bioelektrizität ist der Energieträger jeglicher Lebensprozesse. Wir können diese messen. In der medizinischen Diagnostik ist die Bioelektrizität des Herzens (EKG), der Gehirnfunktionen (EEG), der Muskulatur (EMG) und der Haut (EDA) seit zirka 100 Jahren nicht mehr wegzudenken.

Der klinische Tod wird anhand des Verlusts des EEGs (gehirnelektrische Prozesse) festgestellt. Wenn die Bioelektrizität nicht mehr nachzuweisen ist, ist die Energie des Menschen nicht mehr vorhanden und der Körper ist tot. Bei Erkrankten ist die Bioelektrizität abnorm oder vermindert. Deshalb spielt die Zufuhr von Stoffen mit elektrischen Ladungen für die menschlichen Funktionen eine sehr wichtige Rolle.

Das Zetapotential ist die Bezeichnung für elektrokinetische Potentiale in Suspensionen. Eine Suspension ist ein heterogenes Stoffgemisch in einer Flüssigkeit (Medium) mit feinst verteilten Partikelchen. Diese werden auch als Aufschwemmung bezeichnet.

Gemessen werden die Zetapotentiale in Mikrovolt. Je höher das Zetapotential eines Kolloids, umso stabiler ist das Kolloid. In Aufschwemmungen (Suspension) sind die Partikel in Bewegung und durch Reibung wird der elektrische Spannungszustand aufrechterhalten.

Wenn eine Suspension eine Zeit steht, kommen die Partikelchen zur Ruhe. Die schweren setzen sich als Sediment ab, die leichteren docken sich locker als Ionen aneinander an und so wird die Suspension elektrisch neutral.

Wird ein Partikel oder werden mehrere Partikel in einer Suspension wieder in Bewegung gebracht, z. B. durch Rühren, dann gewinnt ein Teil der durch die Ruhe locker aneinander angedockten Partikelchen wieder ihre elektrische Ladung. Man nennt diesen Vorgang

Abscheren der locker aneinander angedockten Partikelchen, die sich im Ruhezustand (elektrisch neutraler Zustand) befanden. Dieses durch die Abscherung erzeugte Potential einer zuvor in Ruhe befindlichen Suspension wird als Zetapotential bezeichnet.

Wenn das Pulver Klinoptilolith-Zeolith in das Wasser gegeben wird, dann entsteht, vor allem durch das Umrühren, eine Aufschwämmung, wodurch die Partikel bewegt werden und dabei ihre elektrische Ladung aktivieren. In diesem elektrisch geladenen Zustand können sie besser im selektiven Ionenaustausch, in der Adsorption und in der Detoxikation wirksam werden.

Infolgedessen können vielseitige Verbindungen während der Adsorption, dem selektiven Ionenaustausch und der Detoxikation eingegangen werden und eine physiologische Eintaktung in die Regulationsprozesse, vor allem in jene der Grundsubstanz der extrazellulären Matrix, erfolgen.

Aus der Darlegung wird ersichtlich, dass die Verabreichung des Klinoptilolith-Zeoliths in einer Suspension (Wasser) die optimale Variante darstellt. Die sublinguale Applikation von Zeolithtabletten (z. B. als Lutschtabletten oder Kaugummi) wäre noch eine weitere akzeptable Verabreichungsform.

Die Applikation in Kapseln kann nicht die volle Wirksamkeit des Zeoliths entwickeln, z. B. auch, weil die Zetapotentialeffekte nicht voll zur Entfaltung kommen können.

Klinoptilolith-Zeolith-Suspension in Ruhe

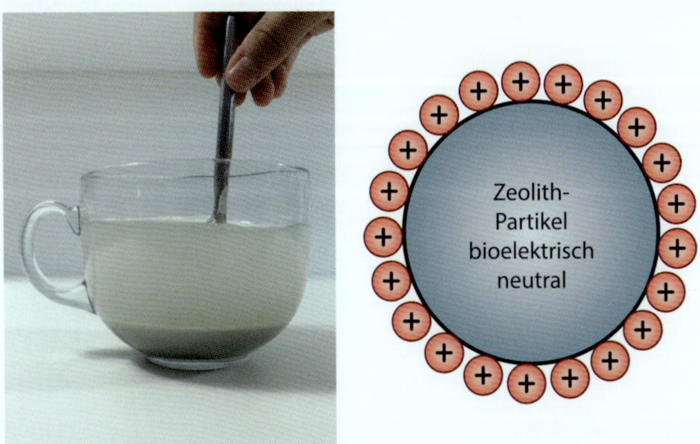

Abbildung 21: Partikel einer Suspension in Ruhe. Elektrisch neutral. Die elektrischen Ladungen (Ionen) legen sich locker an das Oberflächenpotential eines Partikels. Die Suspension wird elektrisch neutralisiert [Hecht 2015]

Klinoptilolith-Zeolith-Suspension in Bewegung

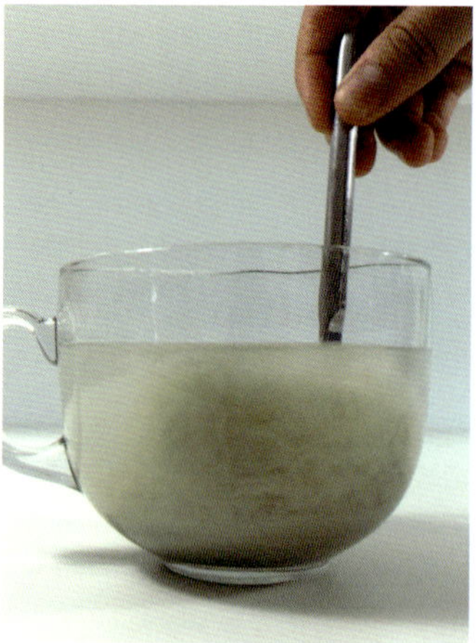

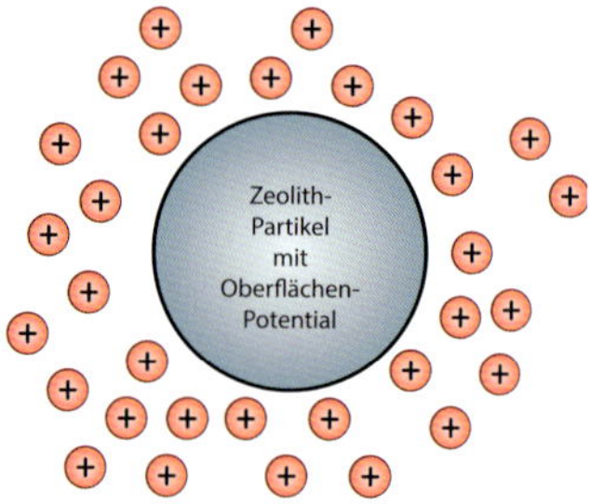

Abbildung 22: Zetapotential. Hier wird die Suspension in Bewegung gebracht, z. B. durch Rühren,
→ Abscheren der elektrischen Ladungen
→ die Partikel und die Suspension werden wieder elektrisch aktiv [Hecht 2015]

57_Darf man Naturzeolith mit Medikamenten einnehmen?

Das muss individuell vom Therapeuten entschieden werden. Praktische Erfahrungen besagen, dass der Klinoptilolith-Zeolith von bestimmten Medikamenten die unerwünschten Nebenwirkungen reduzieren kann. Erfahrungen liegen vor bei Anwendung mit Antibiotika und Chemotherapeutika. Naturzeolith konnte bei einigen Krebspatienten, die gleichzeitige Chemotherapie bekamen, den damit verbundenen Haarausfall verhindern. Auf jeden Fall reduziert oder beseitigt Naturzeolith den durch diese Medikamente ausgelösten oxidativen Stress. Auch bei Medikamenten, welche die Leber schädigen, hat Naturzeolith entgiftende und somit leberschonende Wirkungen. Das häufig bei den Erkrankungen der Leber auftretende Ammoniak kann adsorbiert (gebunden) werden. Auch der oxidative Stress kann reduziert oder beseitigt werden, z. B. bei Diabetes mellitus. Patienten mit Diabetes II konnten bei gleichzeitiger Anwendung von Naturzeolith die Insulindosis oder die der antidiabetischen Tabletten reduzieren.

Naturzeolith sollte aber mindestens 1/2 Stunde vor der Medikamentenapplikation eingenommen werden, damit der Effekt sicher eintritt.

58_Kann man Naturzeolith mit Fruchtsaft einnehmen?

Medikamente und auch Naturzeolith sollten nie mit Fruchtsäften eingenommen werden. Warum?

Verschiedene Säuren und Enzyme der Früchte, vor allem aber der Zitrusfrüchte (Grapefruit, Orange, Zitrone, Mandarine), können die Wirkung des Naturzeolith-Pulvers beeinflussen und andere Wirkungen auslösen. Noch gravierender ist die negativ beeinflussende Wirkung von Fruchtsäften bei den meisten Medikamenten. Die beste Lösung: Das Pulver des Naturzeoliths in Wasser zu einer Suspension verrühren und dann einnehmen.

59_Kann Naturzeolith mit Alkohol eingenommen werden?

Als Flüssigkeit zur Einnahme von Naturzeolith sind alkoholische Getränke aller Art **nicht geeignet**. Das gilt grundsätzlich für die Einnahme aller Arzneimittel. Naturzeolithpulver vermag aber durch Ionenaustausch und Adsorption im Körper befindlichen Alkohol zu binden und unschädlich zu machen. Es liegen auch Studienergebnisse vor, die besagen, dass der Naturzeolith bei Alkoholintoxikationen effektiv wirksam sein kann. In diesem Fall sind aber höhere Dosen anzuwenden. Mindestens 6-12 g Naturzeolith pro Tag für die Dauer von mindestens 4 Wochen.

60_Kann Naturzeolith Enzyme, Vitamine und Hormone aus dem Körper entfernen?

Nein!

Im Zeolithkörnchen befinden sich unzählige Kristallgitterkanälchen mit einem Durchmesser von 0,4-0,72 Nanometer.

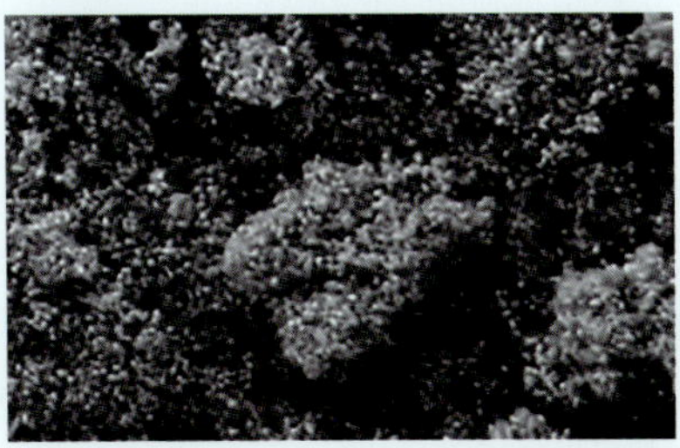

Abbildung 23: Natur-Klinoptilolith-Zeolith-Körnchen von ca. 10 μm Durchmesser in 300-facher Vergrößerung [modifiziert nach Pavelič et al. 2004]

Infolgedessen ist selektiver Ionenaustausch möglich. Vom Zeolithkörnchen können daher nur Ionen oder Moleküle aufgenommen werden, die eine Größe von 0,4-0,72 Nanometer ausweisen. Zum Beispiel Kationen von Mineralien. Enzyme, Hormone und Vitamine haben viel größere Moleküle und passen nicht in die Kanalgitter-Kanälchen. Folglich können sie nicht mit dem Zeolith aus dem Körper entfernt werden.

61_Kann bei Sodbrennen auch Naturzeolith angewendet werden?

Unter Sodbrennen versteht man ein brennendes Gefühl in der Magen- und Speiseröhrengegend (Brustbeingegend) des Menschen. Sodbrennen entsteht durch Reflux (Zurückfließen von angesäuerter Nahrung aus dem Magen in die Speiseröhre).

Refluxauslösend oder -fördernd können Kaffee, alkoholische Getränke (besonders Wein, Sekt, Bier), Rauchen, Übergewicht, fettreiche Nahrung und auch bestimmte Medikamente (z. B. Blutdrucksenker) sein. Aber auch üppige Abendmahlzeiten (der Magen geht schon früh schlafen gegen 18:00 Uhr) rufen Reflux hervor. Reflux kann vorübergehend (akut) aber auch als Dauererkrankung auftreten. Neben der Beseitigung der Ursachen ist die Einnahme von Naturzeolith zu empfehlen.

Bei Refluxanfällen (Aufstoßen, Schluckauf) ein Gramm Naturzeolith in ein Glas Wasser geben und mit kleinen Schlucken trinken. Stündliche Wiederholungen sollten erfolgen, wenn der Reflux sehr hartnäckig ist. Bei Sodbrennen genügt gewöhnlich eine einmalige Anwendung. Ansonsten auch Wiederholungen in stündlichen Abständen.

62_Sollten Kinder Naturzeolith einnehmen?

Nach unseren jahrzehntelangen Erfahrungen können Kinder unbedenklich Naturzeolith einnehmen, wenn der Zeolith als Medizinprodukt zertifiziert ist (andere nicht). Dazu sollen die in der Frage 50 angeführten Einnahmebedingungen eingehalten werden und regelmäßiges Trinken von ausreichend Wasser erfolgen.

Wenn Kinder die Naturzeolithsuspension nicht mögen, kann man den Zeolith in die Nahrung einmischen oder MANC-Zeolith-Kau- oder Lutschtabletten verwenden. Nach der Reaktorkatastrophe in Tschernobyl 1986 wurde Kindern Naturzeolith in Keksen und Schokolade eingefügt verabreicht, um die Radionuclide aus deren Körper zu entfernen.

63_Sollen Zahnärzte Schwangeren die Einnahme von Naturzeolithen empfehlen?

Das ist auf jeden Fall zu empfehlen. Medizinberichte wie folgende geben dazu Anlass.

Giftalarm im Mutterleib

Im Spiegel Nr. 39 vom 27.09.2010 war zu lesen: „Giftalarm im Mutterleib!". In diesem Artikel wird über die US-amerikanische Ärztin Frederica Perera berichtet, die nachwies, dass Umweltchemikalien in die Gebärmutter von Schwangeren eindringen und Schädigungen der Föten verursachen. Kranke Kinder sind die Folge.

In diesem besagten Spiegelartikel aus dem Jahr 2010 werden auch Ergebnisse einer von der US-Regierung beauftragten Expertengruppe angeführt. Es wurde Blut und Urin von Erwachsenen entnommen, um das Vorhandensein von Umweltchemikalien zu prüfen. Dem Spiegel-Bericht zufolge wurden bis zu 212 Chemikalien bei einzelnen Menschen festgestellt, unter anderem auch die Bestandteile des Amalgams und anderer zahnärztlicher Werkstoffe.

Naturzeolith vermag Gifte aus dem Körper der Schwangeren auszuführen und Mineralien zuzuführen. Dieses Aluminiumsilikat vermag die Mutter und das heranwachsende Kind zu schützen und zu stärken. In manchen Ländern werden in Dörfern die Frauen, die schwanger geworden sind, angehalten, das siliziumreiche Aluminiumsilikat Tonerde zu essen. Dies ist z. B. in den Dörfern in der Nähe von Antalya (Südtürkei) heute noch eine Gepflogenheit. Bei Naturvölkern ist das heute auch noch üblich.

Auch aus der Tierwelt ist bekannt, dass trächtige Tiere sich mit Naturzeolith eindecken, um gesunde Nachkommen zu gebären.

Die Bewohner des Altai-Gebirges im fernen Osten Russlands beobachteten, dass sich alle Arten des Gebirgswilds an bestimmten Gesteinen in Rudeln trafen und die Gesteine beleckten. Man glaubte zunächst, dass dies Salzgesteine (NaCl) wären, weil bekannt ist, dass Tiere von diesen ihren Mineralhaushalt decken können. Eine Untersuchung dieser Orte ergab aber, dass es sich um Klinoptilolith-Zeolith-Gestein handelte und keine Spur von NaCl-Salzen vorhanden war. Dieses wurde weiter beobachtet und später wissenschaftlich untersucht und dabei festgestellt, dass die Tiere dieses siliziumreiche Zeolithgestein knabbern, um den Mineralhaushalt für das Überstehen des sibirischen Winters zu gewährleisten. Aber das ist noch nicht alles. Wissenschaftliche Untersuchungen ergaben nämlich, dass diese Tiere in der Brunstzeit besonders große Mengen Zeolith zu sich nehmen. Demnach sollen ein Bär und eine Bärin, bevor sie sich zur Zeugung von Nachwuchs entschließen, mehrere

Kilogramm Zeolith zu sich nehmen, um „bärenstarke" Kinder zu haben. Auch während der Trächtigkeit und Laktation nehmen diese Tiere große Mengen Zeolith zu sich.

Naturzeolith vermag zu entgiften und gleichzeitig wichtige Mineralien zuzuführen. Deshalb wird Schwangeren und stillenden Müttern empfohlen, regelmäßig Naturzeolith einzunehmen. Das wird dem Kind guttun, weil mit dem Naturzeolith auch gleichzeitig Mineralien zugeführt werden. Eigentlich müsste bei der Feststellung der Schwangerschaft eine Giftstoffuntersuchung durchgeführt werden. Diese sind gewöhnlich sehr teuer. Das Gleiche gilt für die Milch der stillenden Mütter.

Naturzeolith ist nicht toxisch und hat keine unerwünschten Nebenwirkungen.

64_Stillen ist gut gegen frühkindliche Karies, aber was ist mit der Belastung aus der Muttermilch?

Eine Metaanalyse (große Studie) untersuchte den Zusammenhang zwischen dem Stillen und der frühkindlichen Karies. Über 30 Studien wurden in diese Datenanalyse einbezogen. Kinder, die über 6–12 Monate gestillt wurden, hatten ein wesentlich geringeres Risiko für frühkindliche Karies als ungestillte!!!

Aber welche Bedeutung hat die Schadstoffbelastung der Muttermilch? Eine Studie der Harvard School of Public Health zeigte, dass giftige Chemikalien über die Muttermilch an Säuglinge übertragen wurden. Die Wissenschaftler beobachteten über 80 Kinder, die in den Jahren von 1997 bis 2001 auf den Faröer-Inseln geboren wurden, über weitere Jahre. Nach der Geburt sowie in Abständen von 11, 18 und bis zu 60 Monaten wurden Blutproben entnommen. Bei Kindern, die ausschließlich gestillt wurden, stieg die Schadstoffkonzentration über die Monate des Stillens an, während bei Kindern, die eine ansteigende gesunde Zufütterung zum Stillen bekamen, eine absteigende Belastung beobachtet wurde.

Schadstoffe, besonders Metalle und deren Eiweißverbindungen, lagern sich besonders gern in fetthaltigem Gewebe oder fetthaltigen Organen an (Brustgewebe).

Der Bund für Umwelt- und Naturschutz berichtet sogar von bis zu 300 Schadstoffen in der Muttermilch. Auch soll die Belastung der Muttermilch mit dem Alter der Mutter steigen.

Frühkindliches Soor könnte auch durch eine Belastung der Muttermilch hervorgerufen werden. Deshalb sollten sich Frauen mit Kinderwunsch während der Schwangerschaft, und besonders in der Stillzeit, mit Zeolith bzw. MANC entlasten, zum Wohle ihres Kindes. Bei frühkindlichen Erkrankungen, wie z. B. Asthma oder Neurodermitis, empfiehlt es sich, auch die Muttermilch auf Schadstoffe zu untersuchen.

65_Wie beeinflusst Naturzeolith die Wundheilung nach einer Zahnextraktion?

Wenn eine Wunde entsteht, ganz gleich, ob an der Haut oder Schleimhaut, werden die Funktionen der darunterliegenden Grundsubstanz der extrazellulären Matrix aktiviert und zwar in folgender Weise:

- Freisetzung von natürlichen Gerinnungsfaktoren
- Bildung einer Blutkruste bzw. Koagulum (Blutpfropf)
- Thrombozyten in der Blutkruste setzen einen Wachstumsfaktor frei.
- Dieser aktiviert die DNS innerhalb der Fibroplastenzellen, wodurch die Produktion von Kollagenfasern beginnt.
- Wenn diese Kollagenfasern in die Wunde eindringen, kontrahieren sie sich und beginnen die Wunde zu schließen.
- Gleichzeitig erfolgt eine vermehrte Teilung der Schleimhaut- oder Hautzellen und somit schließt sich die Wunde.

Bei der Knochenwunde direkt nach einer Zahnextraktion bildet sich ein Blutgerinnsel, das nachfolgend durch Granulationsgewebe ersetzt wird. Nach etwa sieben Tage entsteht eine provisorische Knochenmatrix. Weitere Umbauvorgänge entwickeln im gesamten Bereich der Alveole (Wurzelfach) nach ca. 14 Tagen zunächst Geflechtknochen. Dieser differenziert sich innerhalb von 120 bis 180 Tagen im zentralen Bereich zu Knochenmark und zur Mundhöhle hin zu einer Kortikalis (Knochenrinde). Meistens ist die oberflächige Heilung schon in den nächsten Tagen nach der Extraktion vollzogen.

Da SiO_2 das steuernde Mineral der extrazellulären Matrix ist, reguliert es diesen Prozess und wenn es ausreichend zur Verfügung steht, wird der Heilungsprozess durch das SiO_2 beschleunigt. Unsere Erfahrungen haben ergeben, dass Spülungen mit SiO_2-haltigem Thermalwasser oder mit einer Suspension aus Naturzeolith oder das Auflegen eines Breis aus Naturzeolith die Wunde nach einer Zahnextraktion sehr schnell schließen können.

Meistens ist die Heilung schon am nächsten Tag vollzogen. Da Naturzeolith und das in ihm enthaltene SiO_2 auch antibakterielle und antivirale Wirkungen ausweist, werden alle möglichen die Heilung störende Faktoren beseitigt.

Die blutstillenden und wundheilenden Wirkungen von SiO_2-haltigen Pflanzen oder Tonerde (Siegelerde) waren schon seit der Antike bekannt. So wird berichtet, dass im alten Griechenland verwundete Krieger mit Schachtelhalm, der sehr SiO_2-reich ist, behandelt wurden. Schachtelhalm wird auch heute bei Blutungen, z. B. Wundblutungen, Nasenbluten, starker Menstruationsblutung angewendet. Beim Schachtelhalm soll besonders eine adstringierende (zusammenziehende) Wirkung die Blutungen zum Stehen bringen, was durch rasche Verbindung von SiO_2 und Proteinen erfolgt.

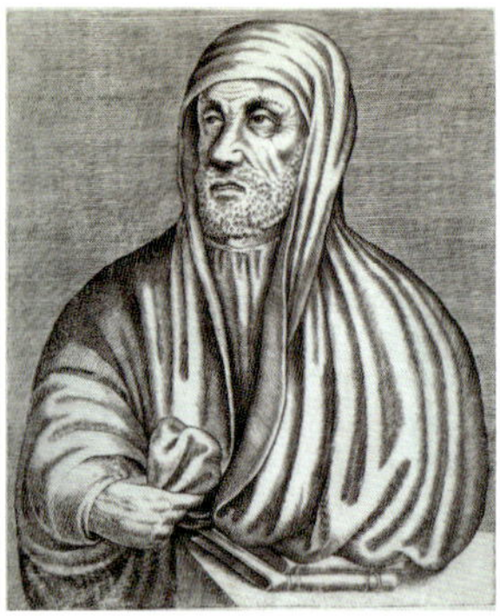

Abbildung 24: Ibn Sina = Avicenna (980-1037), Verfasser des Canon Medicinae

Ibn Sina/Avicenna (980-1037) hat im Canon Medicinae Bd. II (der Jahrhunderte lang die medizinische Anschauung beherrschte) die Behandlung mit grauweißem Ton ausführlich beschrieben und bei folgenden Krankheiten angewendet: Wunden, Geschwüre, Hauterkrankungen, Durchfälle, Blasenleiden, „Bluthusten“ (heute als Tuberkulose bezeichnet), Verbrennungen. Er beschreibt auch, dass er Blutungen während der Geburt damit stoppen konnte.

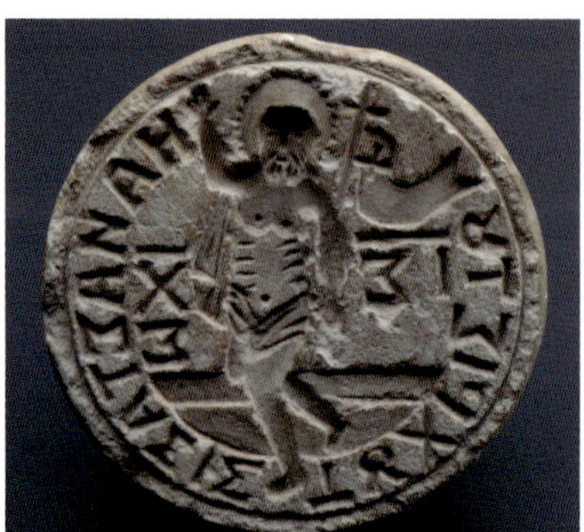

Abbildung 25: Terra Sigillata. Siegelerde wurde als Heilmittel der Antike wertvoller als Gold gehandelt.

66_Was sollten Patienten, die blutverdünnende Medikamente einnehmen bzw. Blutgerinnungsstörungen haben, beachten?

In den letzten Jahren hat die Anzahl der Patienten, die unter Dauertherapie mit Antikoagulantien (Blutverdünner) wie z. B. ASS 100 oder Marcumar stehen, zugenommen. Dies ist hauptsächlich auf die zunehmende Altersentwicklung der Bevölkerung, aber auch auf die Zunahme von Zivilisationskrankheiten zurückzuführen.

Die blutverdünnenden Medikamente werden häufig eingesetzt, um eine Thrombose (Blutgerinnsel, Pfropf, Klumpen in den Blutgefäßen) zu verhindern. Dies geschieht besonders bei Patienten mit Herzinfarkt, Hirnschlag und bei Herzerkrankungen bzw. deren Operationen (Stents, Herzklappen etc.). Deshalb unterliegen zahnärztlich-chirurgische Behandlungen, wie im Besonderen auch die Extraktionen, einer besonderen Aufmerksamkeit. Früher wurde häufig in Absprache (Quickwert bzw. INR-Bestimmung) mit den Hausärzten bzw. Herzspezialisten ein Absetzen des Blutverdünners 1-3 Tage vor Zahneingriffen empfohlen.

In neueren wissenschaftlichen Publikationen raten Experten die Gerinnungshemmung nicht zu vermindern, denn selbst längere und dabei kontrollierte Blutungen bergen weniger Risiken in sich als die mögliche Provozierung eines Infarktes oder einer Thrombose durch unzureichende Gerinnungshemmung. Zur Vermeidung von unkontrollierten Sofort- bzw. Nachblutungen hilft besonders Toxaprevent-Haemostop von dem Medizinprodukthersteller Froximun.

67_Was ist Toxaprevent-Haemostop?

Ein geprüftes Medizinprodukt der Klasse IIa, als lokale Wundabdeckung in der Mundhöhle, zur Verminderung des Risikos von Nachblutungen im Dentalbereich.

Hauptsächlich eingesetzt als Erstversorgung nach Zahnextraktionen, Implantationen und entzündlichen Reizungen am Zahnfleisch. Besonders geeignet für Patienten, die unter Dauertherapie mit Antikoagulantien eingestellt sind oder zu unkalkulierbaren Blutungen neigen.

68_Wie fördert bzw. unterstützt Toxaprevent die Blutgerinnung bzw. das Stoppen der Blutung?

Zeolithe (MANC) zeichnen sich dadurch aus, dass sie in Bezug auf ihre Masse viel Wasser absorbieren können. So sorgen sie für eine Konzentration der Gerinnungsfaktoren und damit für eine schnelle Gerinnung des Blutes.

Eine Besonderheit des Zeoliths (MANC) ist, dass er nicht unmittelbar mit dem Blut gemischt werden muss, um seine Wirkung zu entfalten. Er wird einfach, ähnlich wie ein Knetgummi, auf der Wundoberfläche randdicht aber wundüberlappend appliziert.

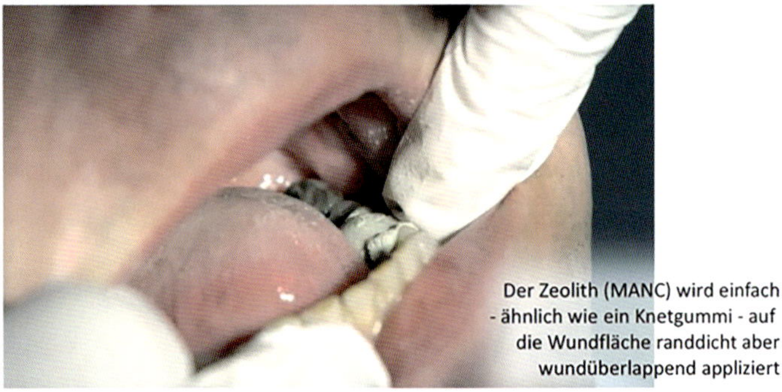

Abbildung 26: Applikation von Zeolith (MANC) [Akademie Bauen-Wohnen-Gesundheit 2018]

Unser Blut enthält als mineralischen Bestandteil hauptsächlich Kochsalz (Natriumchlorid) mit einer Konzentration von ca. 0,9 %. Die Natriumionen des Kochsalzes haben in der Selektivitätsabstufung eine höhere Affinität zum Klinoptilolith als Calcium. Dies führt zwangsläufig dazu, dass bei Kontakt von Klinoptilolith mit Blut augenblicklich an der Oberfläche des Klinoptilolith auf die Bindung von jeweils zwei Na^{+}-Ionen an den Klinoptilolithen folgt, dass dafür ein Ca^{2}-Ion freigesetzt wird. Das auf diese Weise freigesetzte Ca^{2} hat einen sehr positiven Einfluss sowohl auf den Prozess der Blutgerinnung als auch auf die einsetzende Wundheilung. Eine Verbesserung der Wundheilung durch Klinoptilolith ist daher leicht verständlich, zumal die positive Beeinflussbarkeit der Wundheilung durch Ca^{2} in bestimmten Wundpflastern dahingehend genutzt wird, dass man der Auflagenfläche Calciumalginat zusetzt. Der eingesetzte Klinoptilolith enthält sowohl auf seiner Oberfläche (von ca. 35m²/Gramm) als auch im Inneren Luft in adsorbierter Form. Bei Kontakt mit Wasser bzw. Blut werden winzige Luftbläschen freigesetzt (Siedesteineffekt). Unter diesem Einfluss von Sauerstoff wird die Blutgerinnung beschleunigt. Dabei kommt es aber zu keiner Resorption von Toxaprevent Hämostop, sondern es bildet eine Schutzschicht, die ein weiteres Eindringen von Mikroorganismen in die Wunde verhindert. Wundinfektionen können auf diese Weise reduziert werden.

Weitere Informationen zur Wundheilung nach einer Zahnextraktion lesen Sie bitte in der Beantwortung der Frage 65.

Übrigens setzt das U.S.-Militär ähnliche Produkte auf Zeolith- bzw. Kaolin-Basis unter anderem bei Kriegseinsätzen ein, um extreme Blutungen bei schwerstverletzten Personen zu stoppen, die sonst vielleicht aufgrund des hohen Blutverlustes sterben müssten.

69_Was tun bei Verbrennungen im Mund?

Eine Verbrennung im Mund zieht man sich relativ leicht zu. Sehr heiße Getränke oder Speisen reichen aus, um die Mundschleimhaut zu schädigen. Schwellungen, Blasen und Schmerzen gehören zu den unangenehmen Folgen. Dann gehören scharfe und heiße Speisen sowie ebensolche Getränke in den darauffolgenden Tagen nicht auf den Verzehrplan. Milchprodukte wirken als Soforthilfe angenehm und legen sich als Schutzfilm über die Brandwunde. Ebenso sollte man den Mund häufig mit Wasser und MANC/Zeolith mehrmals am Tag gut spülen, um die Wundheilung zu beschleunigen. Auch helfen MANC Lutschtabletten Halistop besonders wirkungsvoll.

70_Warum soll bei Zahnwachstum und bei Kieferosteoporose Naturzeolith und nicht Kalzium gegeben werden?

Zur Beantwortung dieser Frage müssen wir auf die medizinisch-wissenschaftliche Arbeit von Corentin Louis Kervran (1901-1983) Bezug nehmen. Er beschrieb die biologische Transmutation von Mineralien im menschlichen Körper. So kann aus Magnesium und Sauerstoff oder aus Silizium und Kohlenstoff im menschlichen Körper Calcium gebildet werden.

Mit der biologischen Transmutation der Mineralien von Kervran erhielten wir ein Erklärungsmodell für die von dem russischen Siliziumforscher Voronkov [et al. 1975] beschriebenen Vorgänge und auch für unsere erfahrungsmedizinischen Erkenntnisse, die wir mit der praktischen Anwendung von Siliziummineralien gesammelt haben. Die Erkenntnisse von Kervran zeigen uns Medizinern, welche Naturquellen es noch gibt, um den Menschen optimale Gesundheit zu geben. Sie zeigen aber auch, wie eng begrenzt eigentlich unser Wissen von den Lebensprozessen ist, besonders, wenn Dogmen ärztliches Handeln beeinflussen.

Kervran kam mit seinen Forschungsarbeiten zu folgenden Ergebnissen: **Verschwindet Kieselsäure (SiO_2), dann verlässt Calcium den Knochen, führt man Kieselsäure zu, dann kehrt Calcium in den Knochen zurück.** Das sind nach unserer Meinung völlig neue Aspekte für die Therapie.

Kervran führt an, dass seit dem Altertum bekannt ist, dass Kieselsäure (SiO_2) sowie Schachtelhalm (Zinnkraut) zur Rekalzifizierung, z. B. bei Knochenbrüchen, angewendet worden ist. Schachtelhalmabsud wurde zur Zeit Kervrans auch bei Schwangeren angewendet, um die Skelettbildung des Embryos zu unterstützen.

Calcium ist nicht das richtig Mittel, wenn Kalzifizierung erfolgen soll.

Untersuchungen von Kervran bei der Heilung von Knochenbrüchen zeigten, dass z. B. Schachtelhalm und andere Siliziummineralien den Heilungsprozess beschleunigen. Calciumzufuhr verzögert dagegen den Heilungsprozess. Kervran führt weitere Untersuchungen bei Knochenbrüchen an und zeigt, dass calciumreiche Nahrung den Heilungsprozess verlangsamt. Dagegen beschleunigt calciumarme und siliziumreiche Kost den Heilungsprozess.

Kortison, ein häufig appliziertes Hormon bei Entzündungsprozessen, führt zu großem Calciumverlust, so dass Dekalzifizierung auftritt. Heute ist bekannt, dass dieses Hormon Osteoporose hervorruft. Die Anwendung von Siliziumdioxid im Naturzeolith in solchen Fällen ist effektiver.

Verzögerte Zahnentwicklung bei Kindern kann durch calciumreiche Kost entstehen. Nachdem die Kinder keine Milchprodukte erhielten, dafür frisches Obst und Gemüse, war dieser gesundheitliche Schaden sehr schnell behoben.

Diese wenigen Beispiele aus den Arbeiten von Kervran [1989]

1. verweisen auf die Bedeutung des Siliziumdioxids im Mineralstoffwechsel, speziell im Knochenaufbau bzw. -abbau in Krankheitsfällen,
2. zeigen, dass die biologische Transmutation von Mineralien im menschlichen Körper Realität ist, durch die eine enorme Flexibilität im Mineralstoffwechsel während dieser allgemeinen Adaptationsprozesse gewährleistet werden kann,
3. leiten die Aufmerksamkeit auf wichtige therapeutische Konsequenzen, wenn selektive Zufuhr von Mineralien, speziell von Calcium, den Lebensprozessen mehr Schaden als Nutzen antun kann.

Anmerkung: Was für die Knochen beschrieben wurde, gilt in gleicher Weise für die Zähne.

71_Wie wird Silizium aus Naturzeolith freigesetzt?

In den Naturzeolithstrukturen, die als Körnchen in den Verdauungskanal gelangen, befinden sich Anionen und Kationen. Anionen haben negative Ladungen. Kationen positive Ladungen.

Die Kationen befinden sich in den Kristallgitterkanälchen, die Anionen in der Aluminium-Silizium-Tetraederstruktur. Die Kationen gelangen direkt durch Ionenaustausch in den menschlichen Körper, die Anionen durch den Prozess der Siliziumfreisetzung, der als Dealuminierung bezeichnet wird. Dieser vollzieht sich wie folgt:

Wenn die Klinoptilolith-Zeolith-Suspension im Mund für kurze Zeit, bevor sie geschluckt wird, gehalten wird, beginnen der Ionenaustausch und die Sorbentwirkung bereits über die Mundschleimhaut. Auf diese Weise lassen sich Mundgeruch und Schleimhautentzündungen im Mund beseitigen.

Bei der weiteren Verarbeitung des Klinoptilolith-Zeoliths im Verdauungstrakt spielt der pH-Wert eine Rolle. Die Klinoptilolith-Zeolith-Suspension hat einen pH-Wert von 7,2-8,0 (schwach basisch). Im Magen besteht (nur im morgendlichen Nüchternzustand) ein pH-Wert von 1,0-1,5. Durch die Zugabe von 250-300 ml Suspension des Klinoptilolith-Zeoliths mit einem pH-Wert von 7,2-8,0 erfolgt unmittelbar eine partielle Entsäuerung des Magen-Milieus bis zu einem schwach sauren pH-Wert von 5,0-6,5. Unter diesen Bedingungen erfolgt die Bildung von kolloidalem Siliziumdioxid aus den Anionen-SiO_4-Tetraedern. Die Aluminiumtetraeder werden im Magen in Aluminium-Anzida (Säurebinder) oder neutrale Al-Verbindungen umgewandelt, die mit dem Darminhalt ausgeschieden werden.

Goronkhov et al. [1982] drücken diesen Vorgang in folgender Formel aus:

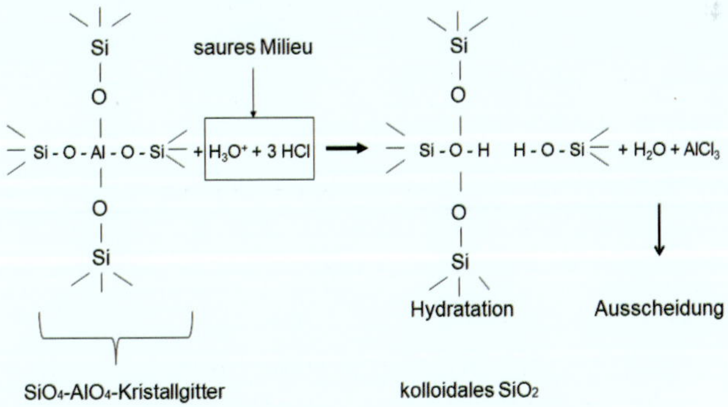

Abbildung 27: Bildung von kolloidalem SiO_2 [nach Goronkhov et al. 1982]

Dieser Vorgang der Dealuminierung im Kristallgitter des Klinoptilolith-Zeoliths wurde unabhängig voneinander von Barrer und Makki [1965], Gorokhov et al. [1982] und Čhelitshev et al. [1988] in gleicher Weise beschrieben.

72_Warum ist Silizium für das Wachstum und besonders für das Bindegewebe so wichtig?

„Man ist so alt wie sein Bindegewebe" postulierte der Nobelpreisträger I. Metschnikov (1845-1916). Das biologische Alter des Bindegewebes wird durch SiO_2 (Kieselsäuremineral) bestimmt, z. B. die straffe Haut, die glänzenden Haare, die glatten Fingernägel.

Dank der Adsorption (Bindung) von Proteinen durch das SiO_2-Molekül und der Einbeziehung des Körper-SiO_2 in die Proteinsynthese (Eiweißaufbausynthese) kann das SiO_2 die Gewebeerneuerung stimulieren. Das hat die US-amerikanische Siliziumforscherin Edith Muriel Carlisle [1986] nachgewiesen. Des Weiteren entdeckte sie, dass Silizium in der Embryogenese (Embryoentwicklung), vor allem beim Wachstum, eine bedeutsame Rolle spielt. Edith Muriel Carlisle postulierte: „Ohne Silizium gibt es kein Wachstum". SiO_2 befindet sich in den Genen.

Das Bindegewebe geht aus dem Mesenderm, einem ubiquitär (überall gegenwärtig) verbreiteten embryonalen Gewebe, welches ein Stamm- bzw. Muttergewebe mit multipotenten Eigenschaften darstellt, hervor. In Abhängigkeit von der Lokalisation verfügen hoch entwickelte Organismen über verschiedene Formen von Bindegewebe, z. B. Knochen, Zähne, Sehnen, Muskeln, Faszien, Bänder, glattmuskuläre Organsysteme, Unterhautbindegewebe. Von Wichtigkeit ist aber das so genannte weiche bzw. flüssige Bindegewebe mit verschiedenen Zellarten, Fasern und kolloidaler Flüssigkeit, welche die Grundsubstanz der extrazellulären Matrix bildet. In der Grundsubstanz der extrazellulären Matrix sind faktisch alle Bioregulatoren zu finden, welche lebenswichtige Funktionen ausüben, die vom SiO_2 gesteuert werden.

Eine Schwangere sollte immer dafür sorgen, dass sie ausreichend mit Silikaten (SiO_2) versorgt ist. Bei Völkern in Afrika und Asien, z. B. auch in Dörfern der Türkei, werden Frauen, nachdem die Schwangerschaft festgestellt wurde, veranlasst, Tonmineralien zu essen. Tonmineralien sind, wie der Naturzeolith, Aluminiumsilikate und bilden die Grundlage fruchtbaren Ackers. Der SiO_2-Reichtum fördert auch bei Menschen das Wachstum.

73_Die US-amerikanische Siliziumforscherin Edith Muriel Carlisle hat geschrieben, dass ohne Silizium kein Wachstum im biologischen Wesen möglich ist. Wie kann man das belegen?

Nachweislich befinden sich Siliziumdioxidkristalle in den Genen in der DNS (DNA) und SiO_2 gilt als das Mineral, welches das Bindegewebe im Wachstum, in den Funktionen und in der Erneuerung steuert und reguliert.

Um das zu verstehen, ist Wissen über die Embryonalentwicklung erforderlich.

Das Wachstum eines Embryos wird als selbstverständlich betrachtet. Die klassische medizinische Wissenschaft erklärt uns diesen Prozess wie folgt: Die befruchtete Eizelle hat in ihrer DNS alle Informationen enthalten, um verschiedene Arten von Zellen auszubilden. Z. B. kann die Muskel-DNS bestimmte Zellen hervorbringen. Dieser Vorgang wird Differenzierung genannt. Ein Lebewesen ist aber nicht ein Klumpen von Zellen, sondern ein ganzheitlicher Organismus, in dem alle Funktionen präzise aufeinander abgestimmt sind und dies vom ersten Tag seiner Entwicklung an.

Der Differenzierungsvorgang in verschiedene Gewebe des Menschen um die Embryonalentwicklung wird wie folgt beschrieben. Dabei spielt die Tatsache eine Rolle, dass alle Körperflüssigkeiten und das gesamte Bindegewebe Kolloide sind.

Aus der befruchteten Keimzelle entstehen durch die in den SiO_2-Kristallen der DNS gespeicherten Informationen drei Keimblätter: Ektoderm (äußere Keimblätter), Mesoderm (mittleres Keimblatt) und Endoderm (inneres Keimblatt). Das Mesoderm, aus dem sich das Bindegewebe entwickelt, nimmt eine zentrale Stellung ein (Bindegewebe verbindet alles). Zum Bindegewebe zählen auch Knochen und Zähne. Bei der Wundheilung bindet das SiO_2 Eiweißmoleküle an sich und reguliert das Wachstum. Fehlt SiO_2, dann kommt es zu Wachstumsstörungen. Das hat Edith Muriel Carlisle in vielen Experimenten nachgewiesen.

Davon kann abgeleitet werden, dass eine Schwangere unbedingt Silizium, z. B. in Form von Naturzeolith, zu sich nehmen sollte, um ein reguläres Wachstum des Embryos zu gewährleisten [Hecht 2015].

74_Warum wird dem Siliziumdioxid im Naturzeolith so große Bedeutung zugesprochen?

Silizium (SiO_4 und SiO_2) hat für den menschlichen Körper eine Reihe einzigartiger Wirkeigenschaften, die es von anderen Mineralien beträchtlich, aber vorteilhaft unterscheidet. Die Aluminiumsilikate Klinoptilolith-Zeolith und Montmorillonit sind für den Menschen SiO_2-Geber.

Erstens: SiO_2-Mineralien sind biogen geprägt.

SiO_2 und ähnliche Silikate spielen im „Kreislauf des Lebendigen" eine bedeutende Rolle [Rusch 2004]. Sie üben in der Natur und im menschlichen Körper physikalische und kolloidchemische Funktionen aus. Die kristalline Struktur der SiO_2-Moleküle gewährleistet funktionell ein offenes System, welches jedem Lebewesen eigen ist, auch dem des Menschen. Der Mensch bildet mit seiner natürlichen, sozialen und künstlichen Umwelt ein geschlossenes System. Als offenes System können diese kristallinen SiO_2-Strukturen, ohne Veränderung ihres eigenen Ordnungsgefüges, bestimmte Elemente abgeben und aufnehmen; in gleicher Weise, wie es von lebenden Systemen bekannt ist. Kieselsäurekristallen wird daher ein Ordnungsgefüge zugesprochen, wie es vergleichbar für lebende Substanzen typisch ist [Rusch 2004]. Sie sind biogen geprägt. Infolgedessen haben sie regulative, informationsfunktionelle und heilende Eigenschaften im lebenden Organismus, auch beim Menschen.

Zweitens: SiO_2-Mineralien haben eine wesentliche Rolle bei der Entstehung der Prototypen des Lebens auf unserem Planeten gespielt.

Die Beteiligung von siliziumhaltigen Tonmaterialien bei der Entstehung des Lebens auf der Erde wird von zahlreichen Autoren vertreten und auch in Modellen experimentell belegt.

Als eine von zahlreichen Theorien möchten wir zum Beispiel die Adsorptionstheorie vorstellen. Die besondere Fähigkeit der Kieselsäure (SiO_2) und der Silikate, Aminosäuren, Kohlenwasserstoffe und Naturstoffe zu adsorbieren, führte zu der Vorstellung, dass Siliziumverbindungen nicht nur bei der Entstehung des Lebens, sondern auch bei der Weiterentwicklung der Protoorganismen eine hervorragende Rolle gespielt haben.

Im Zusammenhang mit dieser Vorstellung wurde experimentell nachgewiesen, dass ein auf Kaolinit oder Bentonit adsorbiertes Protein besonders leicht von Bakterien aufgenommen wird. Des Weiteren konnte experimentell festgestellt werden, dass die Adsorption von Nahrungsstoffen an Tonoberflächen Wachstum und Entwicklung von Bakterien beschleunigt.

In zahlreichen weiteren Arbeiten konnte nachgewiesen werden, dass Kieselsäure, die sich in der Anwesenheit einer bestimmten organischen Verbindung bildet, nach der Entfernung dieser organischen Verbindung ein spezifisches, für die jeweilige organische Verbindung geltendes Adsorptionsvermögen besitzt.

Dies bedeutet, dass sich im Gegensatz zu anderen in der Natur vorhandenen anorganischen Stoffen bei der Kieselsäure (SiO_2) ein Gedächtnis herausgebildet hat [Voronkov et al. 1975].

Diese Gedächtniseigenschaft soll sich durch „Abdrücke" oder „Matrizen", die an der Oberfläche der Kieselsäure (SiO_2) durch die Moleküle des organischen „Musters" in Form deren geometrischer Molekülform hinterlassen werden, reflektieren.

In diesem Zusammenhang soll erwähnt werden, dass in der Schöpfungslehre der Religionen Ton (oder Erden) als wesentlicher Fakt der Entstehung des Menschen beschrieben wird: „Da nahm Gott, der Herr, Ton* von der Erde, formte daraus den Menschen und blies ihm den Lebensatem in die Nase. So wurde der Mensch ein lebendes Wesen". [1. Mose Genesis 2, 7 Altes Testament]

*: in manchen Bibeln steht Lehm oder Staub

Drittens: SiO_2 in den Genen des Menschen

Die Auffassung, dass Silizium in die Genexpression involviert und an der DNS-Synthese wesentlich beteiligt ist, wird von zahlreichen Wissenschaftlern vertreten. Volcani [1986] vertritt die Auffassung, dass es siliziumabhängige Gene gibt und dass Silizium essentiell für das AMP-Zyklensystem ist und die Replikation (Erneuerung) der AMP-Zyklen gewährleistet. In diesem Zusammenhang ist die Arbeit von Oschilewski et al. [1985] zu erwähnen, die feststellten, dass Siliziumpartikel mittels Signalen die Gentransaktionen zu stimulieren vermögen. Hierbei sollen Genkristalle aus SiO_2 eine Rolle spielen.

Viertens: SiO_2 vermag Schwingungen (Frequenzen) auszustrahlen und Bioresonanz zu erzielen.

Mittels der SiO_2-haltigen Quarzkristalle können in einem bestimmten Schwingungszustand Hochfrequenzwellen (z. B. Funkwellen) ausgestrahlt werden. Des Weiteren verfügen Quarzkristalle über eine vortreffliche Speicherkapazität für Informationen. Deshalb werden sie bei der Herstellung von Mikrochips verwendet. Ohne Silikatkristalle würde kein Computer funktionieren. Quarz besteht aus kristallinen SiO_2-Molekülen. Das SiO_2-Molekül ist wie Quarz kristallin und hat damit die gleichen Eigenschaften.

Daraus wird verständlich, dass es, wie bei der Quarzuhr, möglich ist, über elektrisch stimulierte Quarzkristalle Schwingungen auf den menschlichen Körper zu senden und somit eine Bioresonanz mit den Körperfrequenzen herzustellen. Da der Mensch ein elektromagnetisches Wesen ist, sind seine schwingenden Funktionen vielfältig. Mit einem sehr breiten Frequenzspektrum kann er Kohärenz (Übereinstimmung mit den Siliziumfrequenzen) eingehen. Das geschieht in der bioelektrisch funktionierenden Grundsubstanz der extrazellulären Matrix. SiO_2 gilt als das steuernde Mineral des Bindegewebes von der Embryonalentwicklung an [Carlisle 1986].

Fünftens: SiO_2 hat eine eigene spezifische Wasserchemie.

Silizium verfügt nach William [1986] über eine eigene spezielle Wasserchemie, die durch die Hydratationsfunktion des SiO_2 gegeben ist. Durch die Bindung von Wassermolekülen vermag SiO_2 sich und die extrazelluläre Matrix in einen hydratisierten Zustand zu versetzen, wodurch die Regulation des Bindegewebes gewährleistet wird. Ein Einblick in die „Wasserchemie des Siliziums" soll mit nachfolgender Formel von William [1986] gegeben werden.

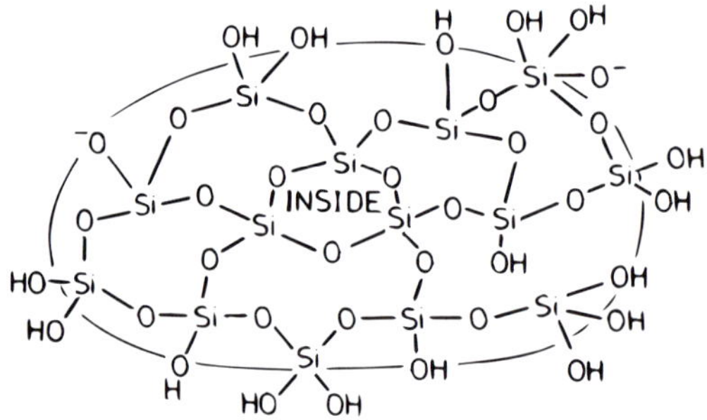

Abbildung 29: Schematische Darstellung des amorphen hydratisierten SiO_2. Zu beachten ist die unterschiedliche Anzahl an OH-Gruppen in den verschiedenen Si-Gruppen, die fehlende strukturelle Wiederholung und die wenigen Änderungen in der Oberfläche [William 1986].

Hierbei soll das SiO_2 bis zum 40-fachen seines eigenen Molgewichts H_2O an sich binden können. Silizium vermag aber auch Sorge dafür zu tragen, dass das Bindegewebe nicht überwässert wird. Wenn es für den menschlichen Körper notwendig ist, kann SiO_2 auch wasserabführende Funktion haben.

Der siliziumreiche Schachtelhalm wird als „Nierentee" in den deutschen Apotheken angeboten.

Das hydratisierte (mit Wasser verbundene) SiO_2 vermag in diesem Zustand mit vielen anderen Ionen Interaktionen, Wechselbeziehungen und Beeinflussungen einzugehen, z. B. mit Mg, Ca, Fe, P, N, C, Cl.

75_Wie hoch ist der normale Siliziumwert im Körper?

Der Nachweis von Siliziumdioxidverbindungen im Körper ist nicht einfach, denn weniger als 10 % des Körpersiliziums befindet sich in den Körperflüssigkeiten (40-50 µg/100 ml bei jungen Erwachsenen), 60 % des Körpersiliziums ist an Eiweiß gebunden und 30 % an Fette. Die Ausscheidungsmenge beim erwachsenen gesunden Menschen beträgt ca. 45 mg/Tag. Diese Menge soll täglich mindestens zugeführt werden. Bei der Siliziumbestimmung im Körper ist die Altersabhängigkeit zu beachten. Mit zunehmendem Alter nimmt das Silizium im menschlichen Körper ab.

Voronkov et al. [1975] bezeichneten das Silizium als „Feuerwehrmineral", das immer dort zu finden ist, wo es „brennt" (also gebraucht wird). Diese Autoren stellten z. B. im Tierexperiment fest, dass bei der Einkapselung eines Tumors mittels Kalzifizierung hohe Mengen von Silizium in der Nähe des Tumors waren und im Urin keine Ausscheidung von Silizium erfolgte. Die ubiquitäre (ganzkörperliche) Verteilung der extrazellulären Matrix ermöglicht offensichtlich dem Silizium eine große funktionelle Flexibilität zu bieten.

75.1_Siliziumgehalt nimmt mit zunehmendem Alter ab

Der einschlägigen Literatur sind folgende quantitative Angaben zum altersabhängigen Vorhandensein von SiO_2 im Körper zu entnehmen:

Baby: Die höchste Silizium-Konzentration ist in der Nabelschnur nachzuweisen. Die Haut, das Bindegewebe und alle Organe des Babys haben hohe Siliziumkonzentrationen, was die straffe Vernetzung des Bindegewebes bewirkt.

Erwachsener: Im Erwachsenenalter findet man hohe Siliziumkonzentrationen im Bindegewebe, in den Nägeln, in den Lymphdrüsen, in den Augenlinsen, in den Haaren, im Zahnschmelz, in der Lunge, in der Haut, im Knochen und im Knorpel. Die glatte Muskulatur hat mehr Silizium als die quer gestreifte.

Alter Mensch: Bei alten Menschen tritt in Abhängigkeit vom biologischen Alter Siliziummangel auf. Er zeigt sich u. a. in der Faltenbildung der Haut, im Sinken der Elastizität des Bindegewebes, durch stumpfes, lebloses Haar, durch brüchige Fingernägel. Diese Erscheinungen sind zurückzuführen auf eine Austrocknung von Zellproteinen, wodurch der Zelldruck sinkt [Voronkov et al. 1975; Scholl und Letters 1959; Carlisle 1986].

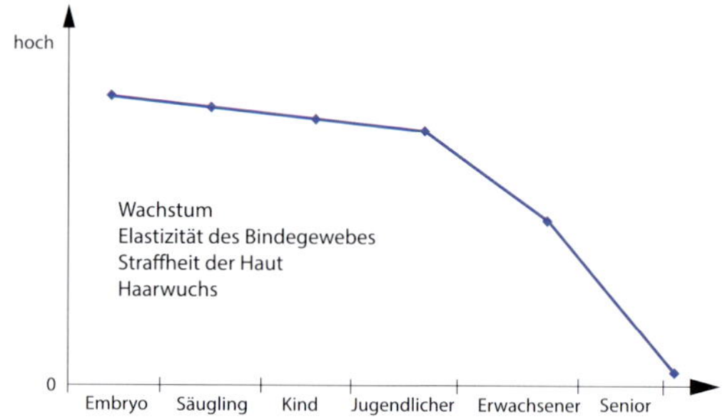

Abbildung 30: Altersabhängigkeit des Siliziumgehalts im menschlichen Körper (semiquantitative, schematische Darstellung) auf der Grundlage einer Literaturrecherche [Hecht und Hecht-Savoley 2005]

Deshalb sollten besonders Menschen ab dem 60. Lebensjahr unbedingt durch Naturzeolith ihren SiO_2-Bedarf decken.

76_Kann Siliziumdioxid die Remineralisierung des Zahnschmelzes bewirken?

So wie Siliziumdioxid wesentlich zum Wachstum allgemein und zum Aufbau der Knochen, des Knorpels und des Bindegewebes beiträgt, ist es auch fähig, die Remineralisierung des Zahnschmelzes zu bewirken. Dies ist möglich mit einem SiO_2-Komplex, der als Dentcoat bezeichnet wird. Anregung zur Herstellung dieses SiO_2-Komplexes gab die seit der Antike bekannte Förderung der Wundheilung durch SiO_2-haltige Pflanzen und Tonerden. Dentcoat besteht aus flüssigem Bioglas, welches in Äthanol gelöst ist. Die Wirkung von Dentcoat wird von Herstellern plausibel wie folgt beschrieben.

„Beim Auftragen auf eine gründlich gereinigte Oberfläche diffundiert der SiO_2-Komplex bis in tiefere Schichten des Zahnschmelzes. Dort baut er in wenigen Minuten ein sich selbst organisierendes dreidimensionales Netzwerk auf, das sich über Sauerstoffbrückenbindungen fest mit den Schmelzprismen verbindet.

Die neu gebildete Schicht besteht aus untereinander vernetzten Si-Molekülen, die senkrecht zur Schmelzoberfläche angeordnet sind und eine hohe Packungsdichte aufweisen. Dies hat eine Reduzierung der Oberflächenenergie zur Folge, worauf die Abstoßung von Bakterien erfolgt.

Durch die Einlagerung der Si-Kristallite wird eine massive Reduktion der Säurelöslichkeit des Schmelzes bis zu einem pH-Wert von bis 1,5 erreicht; verglichen mit natürlichem Zahnschmelz."

„Die Remineralisationsförderung des SiO_2-Komplexes stabilisiert dann die Einlagerung von Mineralien auch in tieferen Schichten im Rahmen der Neomineralisaton durch Kalzium- und Phosphationen aus dem Speichel. Das natürliche Gleichgewicht zwischen De- und Remineralisation verschiebt sich hin zur Remineralisation.

Auf der Zahnoberfläche entsteht eine spürbar glatte, nachhaltig biorepulsive Schutzschicht, an der Proteine und Mikroorganismen nur noch stark reduziert anhaften können. Plaque-Akkumulation wird so weitestgehend verhindert und entzündliche Prozesse am Parodont herabgesetzt. Dies wurde in langjährigen klinischen Anwendungen belegt.

Der SiO_2-Komplex bietet eine multifunktionale Vielfalt an Einsatzmöglichkeiten. Hierzu zählen die generelle Applikation auf allen Zahnflächen im Rahmen eines präventiven Gesamtkonzeptes – auch die Anwendung als Entzündungsmanagement, White-Spot-Management oder in der Kieferorthopädie im ästhetischen Bereich."

Mit diesen Erkenntnissen wird ein weiteres Mal die Wirkung des einzigartigen SiO_2 auch für die Zahnmedizin bestätigt.

77_Siliziummoleküle sollen kristallin und biogen geprägt sein?

SiO_2-Moleküle haben eine kristalline Struktur. Das heißt, ihre Moleküle sind streng geordnet. SiO_2-Mineralien (Kieselsäuremineralien) spielen im „Kreislauf des Lebendigen" eine besondere Rolle [Rusch 2004]. Sie üben physikalische (ionenelektrische) und kolloidchemische Funktionen aus.

Die kristalline Struktur der SiO_2-Moleküle gewährleistet funktionell ein offenes System, welches jedem Lebewesen eigen ist, auch dem Menschen. Der Mensch bildet mit seiner natürlichen, sozialen und künstlichen Umwelt ein geschlossenes System. Als offenes System können diese kristallinen Strukturen, ohne Veränderung ihres eigenen Ordnungsgefüges, bestimmte Elemente abgeben und aufnehmen, in gleicher Weise, wie es von lebenden Systemen bekannt ist. Kieselsäurekristallen wird daher ein Ordnungsgefüge zugesprochen, wie es vergleichbar für lebende Substanzen typisch ist. Sie sind biogen geprägt. Infolgedessen haben sie regulative, informationsfunktionelle und heilende Eigenschaften im lebenden Organismus, auch beim Menschen. Das SiO_2-Molekül gilt als Naturkonstante. Am 16.11.2014 wurde in den Medien berichtet, dass Wissenschaftler die Standardmaßeinheit des Kilos mittels einer SiO_2-Kugel deshalb neu definieren möchten und zwar durch zählen der SiO_2-Moleküle. Der Standardmaßeinheit für das Kilo lag bisher ein Quader aus Platin und Indium zugrunde. Diese beiden Elemente stellen keine Naturkonstante dar, d. h. sie können sich durch Veränderung der Moleküle verändern.

78_SiO_2-Kristallmoleküle sollen Schwingungen (Frequenzen) ausstrahlen und Bioresonanz erzeugen können?

Jedem gebildeten Menschen ist bekannt, dass die heutigen Radio-, Fernseh- und Mobilfunkgeräte mit Schwingungskristallen ausgerüstet sind, die auf jede gewünschte Frequenz oszillieren. Das sind Quarzkristalle. Quarz ist reines SiO_2. Kieselsäurekristalle, z. B. Quarzkristalle, können durch elektrische Impulse in Schwingungen versetzt werden. Viele Menschen nutzen das beim Tragen einer Armbanduhr.

Mittels der SiO_2-haltigen Quarzkristalle können in einem bestimmten Schwingungszustand Hochfrequenzwellen, also Funkwellen, ausgestrahlt werden. Des Weiteren verfügen Quarzkristalle über eine vortreffliche Speicherkapazität für Informationen. Deshalb werden sie bei der Herstellung von Mikrochips verwendet. Ohne Silikatkristalle würde kein Computer funktionieren.

Aus den vorgestellten Tatsachen wird verständlich, dass es, wie bei der Quarzuhr, möglich ist, über frequenzgesteuerte, stimulierte Quarzkristalle Schwingungen auf den menschlichen Körper zu senden und somit eine Bioresonanz mit den Körperfrequenzen herzustellen. Da der Mensch ein elektromagnetisches Wesen ist, sind seine rhythmischen Funktionen vielfältig. Mit einem sehr breiten Frequenzspektrum kann er Kohärenz (Übereinstimmung mit den Siliziumfrequenzen) eingehen.

Infolgedessen kann eine Synchronisation der gestörten Körperfrequenzen herbeigeführt werden, welche, wie es unsere Vorfahrenheiler schon beobachteten, Harmonie und somit Heilung bewirkt.

79_Warum benötigt der Osteoporose-Patient Silizium und nicht Kalzium?

Was ist die Osteoporose?

Definition (Klinisches Wörterbuch Pschyrembel, 261. Auflage) „Osteoporose ist eine Skeletterkrankung mit Verminderung der Knochenmasse und Knochenmikroarchitektur mit erhöhter Frakturanfälligkeit.“

Die Bezeichnung Osteoporose wird abgeleitet von den altgriechischen Worten Osteon = Knochen und Poros = Pore im Sinne von porös. Der bei einem Gesunden kompakte Knochen wird beim Osteoporosekranken porös, wodurch die große Gefahr der Brüchigkeit besteht. Osteoporose stellt also einen Verlust der Knochenmineraldichte dar, die infolge eines gestörten Mineralstoffwechsels, der als **Dysmineralose** bezeichnet wird, entsteht.

Osteoporose betrifft auch die Kieferknochen

Es wird die Einteilung der Osteoporose in primäre und sekundäre vorgenommen. Die primäre, mit 95 % Anteil, ist auf Störungen im Mineralstoffwechselhaushalt zurückzuführen. Die sekundäre ist eine Begleiterscheinung von Krankheiten. In diesen Fällen muss das Grundleiden behandelt werden. Die Osteoporose soll häufiger bei Frauen als bei Männern vorkommen.

Experten schätzen, dass weltweit alle 3 Sekunden bei einem Menschen Knochenbruch infolge von Osteoporose geschieht. Die Osteoporose ist für ältere Menschen ein schweres Kranksein (Schmerz, Bettlägerigkeit, Rund-um-die-Uhr-Pflege). Die Osteoporose wird von der WHO zu den 10 häufigsten Erkrankungen eingestuft.

In Deutschland betragen die direkten und indirekten Krankenkosten für das Osteoporoseleiden jährlich 2,5-3,0 Milliarden Euro.

Wenn man sich die schweren Leiden und die hohen Kosten vor Augen führt, sollte darüber nachgedacht werden, was man richtig mit dem richtigen Ansatz tun kann, um diese Erscheinungen zumindest zu vermindern, besser aber zu vermeiden. Dazu ist es erst einmal wichtig, die Ursachen zu kennen.

Ursachen der Osteoporose

Bewegungsmangel, Übergewicht, Magersucht, Unterernährung, übermäßiger Tabakverzehr, übermäßiger Alkoholverzehr, übermäßiger Verzehr von phosphathaltigen Colagetränken, chronische Entzündungen (Polyarthritis, Morbus Crohn), Anämie, Folsäuremangel, Vitamin-B 12-Mangel, fleischreiche Kost, Medikamente nehmen einen großen Platz in den Ursachen der Osteoporose ein. Außerdem Langzeittherapie mit Kortisol, Langzeitbehandlung mit Heparin (Blutverdünner), magensäureblockierende Medikamente, Protonenpumpenhemmer, hochdosierte Schilddrüsenhormone, Zytostatika (Chemotherapiemittel bei Tumorerkrankungen), Langzeitbehandlungen mit Abführmitteln, Medikamente mit Lithium.

Da die Osteoporosefälle weltweit im Ansteigen begriffen sind, fordert der Londoner Arzt und Forscher Professor Ravin Jugdaohsing: „Knochengesundheit durch Silizium". Der Londoner Wissenschaftler kam zu der Feststellung, dass mit den derzeitigen Therapien: Gabe von Kalzium, Vitamin D, Biophosphaten, Hormonen u. a. bisher kein Durchbruch erzielt wurde. Mit Silizium ist real aber Knochengesundheit zu erreichen.

Das wies die Londoner Forschergruppe überzeugend nach. Knochengesundheit durch Silizium in Nahrungsmitteln und zwar ohne Mitwirkung von Vitamin D und ohne jegliche unerwünschte Nebenwirkungen.

Professor Jugdaohsing führte mit seiner Forschergrupe an 1251 Männern und 1596 Frauen Untersuchungen zum Einfluss von siliziumhaltiger Nahrung auf die Knochenmineraldichte durch [Jugdaohsingh et al. 2004]. Diese wurde an vier Stellen des Hüftknochens und an der Lendenwirbelsäule gemessen. 4 Monate nahmen die Untersuchten diese siliziumhaltige Nahrung mit täglich 14-40 mg ein. (Aus meiner Sicht ist das relativ wenig) Die Forscher konnten aber feststellen, dass die Knochenmineraldichte an den gemessenen Stellen mit dem aufgenommen Silizium der Nahrung korreliert. Das heißt, je mehr Silizium in der Nahrung ist, desto besser ist die Knochenmineraldichte.

Schon Mitte des vergangenen Jahrhunderts hat eine russische Forschergruppe um Prof. M. C. Voronkov und die US-amerikanische Siliziumforscherin Edith Muriel Carlisle festgestellt, dass die Knochenmineralisierung, einschließlich der Kalzifizierung, sich nur vollzieht, wenn ausreichend Silizium vorhanden ist. Fehlt Silizium, dann erfolgt eine Entkalkung der Knochen wie bei der Osteoporose. Das ist zum Beispiel im Alter der Fall, weil mit zunehmendem Alter Siliziummangel auftritt.

Beide Forschergruppen kamen damals schon zu der Auffassung, dass bei Osteoporose unbedingt siliziumhaltige Nahrung oder Pflanzen verabreicht werden müssen.

80_Naturzeolith ist ein Aluminiumsilikat: Kann das freigesetzte Aluminium toxisch wirken?

Von manchen Wissenschaftlern, Ärzten und von den Medien wird behauptet, dass Aluminiumsilikate toxisch wirken und die Alzheimer-Demenz verursachen würden. Das ist absoluter Unsinn!

Diese Behauptungen beruhen auf Aussagen sogenannter Schmalspurwissenschaftler, die sich nur mit einem Teil beschäftigen, aber das wichtige Ganze und die damit verbundenen komplexen Zusammenhänge ignorieren. Sie kommen daher zu falschen Schlussfolgerungen, die sich als Irrtum erweisen. Unsere Erfahrungen sind die, dass diesen Irrtümern von der Masse der Menschen mehr Glaube geschenkt wird als den Wahrheiten und dass sich diese Unwahrheiten über Jahre, auch wenn sie längst widerlegt worden sind, immer noch halten. **Das ist auch der Fall bei der pseudowissenschaftlichen Aluminium-Alzheimer-Hypothese**.

Das war aber zu Zeiten unseres großen Dichters Johann Wolfgang Goethe auch schon so, denn Goethe schreibt:

„Man muss das Wahre immer wiederholen, weil auch der Irrtum um uns her immer wieder gepredigt wird; und zwar nicht nur von Einzelnen, sondern von der Masse. In Zeitungen und Enzyklopädien, auf Schulen und Universitäten – überall ist der Irrtum obenauf! Und es ist ihm wohl und behaglich – im Gefühl der Majorität, die auf seiner Seite ist.“ (Johann Wolfgang Goethe, 1749–1832)

Was die Aluminiumsilikate betrifft, ist dies die Wahrheit:

- Sie wirken völlig untoxisch auf den menschlichen Körper.
- Sie haben auch nicht im Geringsten mit der Ursache der Alzheimer-Demenz zu tun. Im Gegenteil, sie können diese verhindern.

Der wissenschaftliche Erkenntnisstand über die Aluminiumsilikate Naturzeolith und Montmorillonit in Stichworten:

Aluminiumsilikate, z. B. in Form der Terra sigillata (Heilerden), zählen zu den ältesten und praktisch erprobtesten Heilmitteln der Menschheit. Sie wurden von der Antike bis in die Gegenwart angewendet, ohne dass in diesem Zeitraum über unerwünschte Nebenwirkungen berichtet wurde [Lang 2012].

Es gibt kein anderes Heilmittel als die Aluminiumsilikate in der Medizin, welches über 2.400 Jahre praktisch effektiv angewendet und erprobt wurde und keine unerwünschten Nebenwirkungen zeigte.

Bentonit (Montmorillonit) wird seit Jahrzehnten als pharmazeutisches Hilfsmittel (Adjuvans) sowie als Detoxificans und Sorbent in der Humanmedizin und Veterinärmedizin, insbesondere gegen Erkrankungen des Verdauungssystems, angewendet. Auch Naturzeolith wird Medikamenten diesbezüglich beigemischt.

Zudem haben diese beiden Aluminiumsilikate, die beide vulkanischen Ursprungs sind, einzigartige biologische Wirkmechanismen im menschlichen und tierischen Körper. Dazu gehören

- selektiver Ionenaustausch
- Adsorption (Binden von Giften)
- Detoxikation
- Siliziumzufuhr

- Mineralzufuhr
- Katalysatorfunktion sowie
- antibakterielle, antiviruelle, antimykotische und damit auch antientzündliche Effekte.

Al-Silikate üben vielfältige bioregulatorische Funktionen im menschlichen Körper aus.

Naturzeolithe und Montmorillonit fanden in den letzten 20 Jahren rasant ansteigend zur Gesundheitsförderung und Gesunderhaltung sowie als Basistherapie zur Wiederherstellung der Gesundheit sowie zur Detoxikation in einer verschmutzten Umwelt in vielen Ländern (USA, Deutschland, Schweiz, Russland, Österreich, Kroatien, Italien, Spanien, Monaco, Ukraine, Aserbaidschan u. a.) breite Anwendung.

Des weiteren sind Aluminiumsilikate und Zeolith außerhalb der FDA in der Liste GRAS (Generally Recognized as Safe) („generell als sicher betrachtet") aufgenommen [Deutsch 2005].

Zahlreiche Wissenschaftler, u. a. White et al. [2008] von der Cambridge Forschergruppe, haben festgestellt, dass Aluminiumionen eine starke Affinität (Anziehungskraft) zum SiO_2-Molekül haben, die zu sehr stabilen chemischen Bindungen zwischen beiden führen. Infolge dessen besitzt Silizium eine detoxierende Wirkung gegenüber dem Aluminium. Aus diesem Grund ist bei Aluminiumsilikaten nicht die Menge des Aluminiums, sondern das Verhältnis der Mengen vom Silizium zum Aluminium wichtig. Ist der Anteil von Silizium größer als Aluminium, besteht absolut keine Gefahr einer Aluminiumintoxikation.

Wenn Zeolith und Montmorillonit in den menschlichen Magen gelangen, wird das bei einem pH von 4-6 freigesetzte Aluminium in kürzester Zeit (6-10 Minuten) im Zwölffingerdarm bei einem pH-Wert von > 8 als Aluminat (z. B. als Antazida) gebunden oder/und an das SiO_2-Molekül fest angekoppelt. In Zeolith und Montmorillonit sind Si und Al als Tetraeder (SiO_4 und AlO_4) strukturiert. Mit der Freisetzung im Magen wird kolloidales SiO_2 gebildet. (Antazida = Säurebinder, Neutralisierer)

Von der US-amerikanischen Siliziumforscherin Edith Carlisle [1986] wurde an Ratten nachgewiesen, dass wenn ausreichend Silizium im Gehirn vorhanden ist, jegliche toxische Wirkung von Aluminium ausgeschlossen wird und somit auch eine mögliche Plaquebildung im Gehirn, als ein häufig angeführtes Kennzeichen für die Alzheimer Demenz.

Montinaro et al. [2013] wiesen im Tierexperiment nach, dass oxidativer Stress die Plaquebildung im Gehirn verursacht und dass diese durch Dauergabe des siliziumreichen Naturzeoliths verhindert werden kann.

Die französische Forschergruppe um Gillete-Guyonnet [2005] stellte bei mehr als 7000 Frauen über 70 Jahre fest, dass das Trinken von siliziumreichen Wasser die geistige

Leistungsfähigkeit bei älteren Menschen fördert und Demenz verhindert. Siliziummangel im Wasser dagegen das Risiko für Demenz erheblich erhöhen soll. Siliziumhaltiges Trinkwasser vermag im menschlichen Körper angesammeltes Aluminium aus dem Körper zu entfernen.

Bei der Bewertung der biologischen Wirkung von Al-Silikaten ist nach dem wissenschaftlichen Erkenntnisstand nicht die absolute Menge des Aluminiums, sondern das Mengenverhältnis von Silizium zu Aluminium von Bedeutung. Dieses ist in Naturzeolith und Montmorillonit gewöhnlich Si:Al = 5:1 bis 8:1. Normalerweise sind die Anteile von Silizium im Naturzeolith und Montmorillonit 66-75 % und von Aluminium 8-15 %. Durch die Übermenge des Siliziums wirken Aluminiumsilikate im menschlichen und tierischen Organismus detoxierend und gegen Al und sind völlig untoxisch und ohne unerwünschte Nebenwirkungen, wenn die Einnahmeempfehlungen eingehalten werden. Dies hat eine größere Forschergruppe für menschliche Ernährungsforschung in Cambridge unter Leitung von Prof. Ravin Jugdaohsingh nachgewiesen.

Zahlreiche Wissenschaftler, u. a. White et al. [2008] von der Cambridge Forschergruppe, haben festgestellt, dass Aluminiumionen eine starke Affinität (Anziehungskraft) zum SiO_2-Molekül haben, die zu sehr stabilen chemischen Bindungen zwischen beiden führt. Infolge dessen besitzt Silizium eine detoxierende Wirkung gegenüber dem Aluminium. Aus diesem Grund ist bei Aluminiumsilikaten nicht die Menge des Aluminiums, sondern das Verhältnis der Mengen vom Silizium zum Aluminium wichtig. Ist der Anteil von Silizium größer als Aluminium, besteht absolut keine Gefahr einer Aluminiumintoxikation.

Selbst ein fanatischer Vertreter der Aluminiumhypothese, Bert Ehgartner, gibt zu, dass Silizium das beste Mittel ist, Aluminium aus dem menschlichen Körper auszuscheiden. In einem Interview der Zeitschrift „Naturarzt“ sagt er **„Eine Ausscheidung von Aluminium ist deshalb immer sinnvoll. Bisher gibt es zu den Methoden, die ausprobiert wurden, nur wenige relevante Studien. Gesichert ist aber, dass man über das Trinken von Mineralwasser, das reich an natürlich gelöstem Siliziumdioxid ist, relevante Mengen an Aluminium bindet und über den Harn ausscheidet.“**

81_Gibt es wissenschaftliche Belege, dass Aluminiumsilikate das beste Mittel gegen Aluminiumtoxizität sein sollen?

Diese Frage kann der Immunologe Dr. Erwin Walraph, der in Neubrandenburg ein Immunlabor leitete, beantworten. Dr. Erwin Walraph übermittelte uns eine schriftliche persönliche Mitteilung zum Aluminium-Silizium-Problem im Zusammenhang mit Naturzeolith, die wir nachfolgend auszugsweise zitieren möchte: „**Aluminium hat zu den einzelnen Organen eine unterschiedliche Affinität** (Bindungs-Anziehungskraft). Da es unlösliche Phosphate bildet, wird das Element als „Knochensucher" bezeichnet. Knochen und Muskel zeigen vergleichbare Gewebegehalte. Bei nicht beruflich exponierten Personen enthalten die Lungen die höchsten Aluminiummengen, die Werte steigen, wie auch im Zentralnervensystem, mit zunehmendem Alter an. Weiter wird Al in Leber, Herz und Milz gespeichert.

Bei meiner langjährigen Tätigkeit als Immunologe spielte die Aluminiumdiagnostik immer eine besondere Rolle. Patienten mit nervalen Erkrankungen insbesondere amyotrophe Lateralsklerose (ALS), Multiple Sklerose (MS), ausgeprägtem Haarausfall und Immunmangel-Syndromen wurden auf Aluminiumbelastung geprüft. Jeder Mensch reagiert wahrscheinlich spezifisch auf Aluminium. Vorwiegend wurde das Aluminium im Blutplasma und in besonderen Fällen im direkten Nachweis mit der Atomabsorbtionsspektrometrie (AAS) nachgewiesen.

Die Präanalytik (Vorbereitung der Analyse) ist besonders zu beachten. Es dürfen zur Blutentnahme nur metallfreie Abnahmesysteme (Monovetten), am besten mit Lithium-Heparin, verwendet werden. Werden normale Blutentnahmesysteme verwendet, kommt es durch die Kontamination des generell vorkommenden Elements zu falsch positiven Werten.

Der Referenzbereich liegt im Plasma und im Serum < 10 µg/l. Es wurde bei unseren Patienten besonders bei ausgeprägten Immunmangel-Syndromen mit bestehenden Lymphopenien, bei ALS und bei schweren Haarausfällen (Alopecia totalis) Aluminium bestimmt. Bei Morbus Parkinson und Alzheimer-Demenz wurden relativ selten erhöhte Aluminium-Werte nachgewiesen.

Therapie der Patienten mit Aluminiumüberschuss

Das nach meinem Wissen einzige nicht toxische Aluminium ist das Aluminiumsilikat, welches wir zur erfolgreichen Therapie einsetzten. Das als Froximun oder Toxaprevent bekannte Medizinprodukt eignet sich auf Grund eigener Erfahrungen hervorragend zur Eliminierung, auch des Aluminiums. Die wichtigste Grundsubstanz des Toxaprevents ist Klinoptilolith-Zeolith als natürlicher Donator von kolloidalem SiO_2 [Hecht 2005]. Eine Voraussetzung der therapeutischen Anwendung ist der Reinheitsgrad der Grundsubstanz und damit die Entfernung eingeschlossener Schwermetalle.

Toxaprevent kann sehr effektiv als Chelatbinder in der Behandlung von chronischen und akuten Krankheiten eingesetzt werden. Chelate sind die wichtigsten Therapieformen für Schwermetallentlastung wie Quecksilber, Aluminium u. a.

Es ist bekannt, dass eine Toxaprevent-Chelat-Therapie einen effektiven Schutz der Nerven gegen neurodegenerative Störungen wir Alzheimer-, Parkinson- und Huntington-Erkrankungen bewirkt. Durch die Bindung an Chelate werden die veränderten Metallionen abgesondert und aus dem Organismus entfernt [Del Signore et al. 2007].

Unsere Therapie der Patienten mit erhöhten Aluminiumwerten: Toxaprevent 3x2 Kapseln pro Tag, etwa 30 bis 45 Minuten vor dem Essen über mindestens 4 bis 5 Monate. Nicht in Verbindung mit anderen Medikamenten. Oder: 2x3 Kapseln pro Tag und abends zwischen 19 bis 20 Uhr ein Toxaprevent Stick in Wasser gelöst (Tagesdosis 3-3 Kapseln 1 Stick) ebenfalls über Monate. Als Kriterium der Therapie dient eine wiederholte Al-Bestimmung.

Bei allen Patienten erfolgte eine Reduktion des Aluminiumspiegels bereits nach etwa 3 Wochen Therapie mit Naturzeolith-Medizinprodukten."

82_Ist die Sanogenese der Gesamtprozess im Rahmen der Selbstregulation des Gesundseins (Sanos = Gesundheit)?

Hecht [1984] beschreibt Sanogenese als einen komplexen autoregulatorischen Prozess, mit welchem Adaptations-, Schutz- und Selbstheilungsfunktionen stimuliert werden.

Der Ansatz der Prävention und Therapie ist die Sanogenese. Sie muss gestärkt und gefördert werden. Dazu braucht man Sanogenetika (gesundheitsfördernde Mittel) und Methoden. Naturzeolith und Montmorillonit sind Sanogenetika.

Die menschlichen Lebensfunktionen werden über das ganze Leben so reguliert, dass sie in einem gewissen Gleichgewicht innerhalb des Körpers und mit seinen Umwelt- bzw. Umfeldbedingungen ablaufen. Man nennt dieses Gleichgewicht „Homöostase". Diese verläuft nicht linear statisch, sondern oszillierend (rhythmisch, schwankend). Wenn eine Anforderung oder ein starker Reiz einwirkt, wird diese Regulation ausgelenkt, um sich neu einzustellen.

Die psychophysiologischen Prozesse eines Menschen sind so eingestellt, dass sie beim Gesunden stets wieder in das Gleichgewicht gelangen, wenn sie durch äußere oder innere Einflüsse Veränderungen unterliegen.

Der russische Physiologie Professor Dr. Pjotr Anochin formulierte die „goldene Regel der Norm". Sie besagt, dass der einem Individuum innewohnende Schutzmechanismus beim Gesunden stets stärker ist als die maximale Abweichung von der Norm. Die Wiederherstellung des Gleichgewichts erfolgt somit auch dann, wenn die Anpassungskapazität eines Organismus bis zur äußersten Grenze belastet wird.

Mit dieser grundlegenden Funktion, die als Auto- oder Selbstregulation bezeichnet wird, ist der gesunde Mensch in der Lage, den meisten Umwelteinflüssen gerecht zu werden. Die Autoregulation ist eine Funktion, die uns bei der Geburt mitgegeben wird, damit wir „unverwundbar“ sind.

Damit besitzt der gesunde Mensch eigentlich erhebliche Reserven und eine große Widerstandsfähigkeit gegen Krankheitserreger und schädliche Einflüsse.

Wenn diese Prozesse pathogenetisch verlaufen, also krankhaft, kann Naturzeolith die Sanogenese wiederherstellen. Also eine Heilung bewirken.

83_Es wird häufig von Selbstheilung gesprochen. Hat der Mensch überhaupt ein Heilungssystem?

Es gibt das mental steuerbare bioelektrische Heilsystem des Menschen. Der als Urwalddoktor bekannte Nobelpreisträger Dr. Albert Schweitzer (1875-1965) postulierte „Wir Ärzte tun nichts anderes, als den Doktor im Inneren zu unterstützen und anzuspornen. Heilung ist Selbstheilung“. Was ist dieser „Doktor im Inneren jedes Menschen“, der die Selbstheilung bewirkt?

Unsere Erfahrungen zeigen, dass nur wenige Ärzte und Heilpraktiker dieses Heilungssystem kennen. **Das Heilungssystem existiert aber**.

Der aus Deutschland stammende US-amerikanische Orthopäde Robert Becker beschrieb, mit vielen Untersuchungen belegt, das **perineurale Gleichstromsteuerungssystem** (perineural = neben den Nervenfasern laufend), welches Heilungs-, Wachstums- und rhythmisierende Funktionen ausübt.

Dieses Ergebnis zeigt, dass die Bioelektrizität zu den Grundelementen eines Steuerungssystems gehört, welches Regeneration und Heilung (Vernarbung) reguliert.

Dieses von Becker [1994] als **„Perineurales Gleichstromsteuerungssystem“ (PGSS)** bezeichnete leitfähige System, welches auf der Grundlage der Neuroglia (Nervenumhüllung) arbeitet, vermag die Informatione

- nach Biostromstärke,
- nach Flussrichtung und
- nach Änderungen der Biostromstärke

in Form von langsamen Wellen (langen Perioden) zu transformieren.

Das sind Eigenschaften, die elektrische Halbleiter besitzen. In diesem Zusammenhang entdeckte Becker [1994] die biologische **Halbleitungsfähigkeit der Neuroglia. Die Neuroglia ist das Bindegewebe des Gehirns. Die Ströme von Halbleitern sind bekanntlich sehr schwach. Sie benötigen nur geringe Spannungen, um den Strom fließen zu lassen.**

Die Halbleiterfähigkeit ist bekanntlich die Eigenschaft von Materialien, die eine kristallähnliche Struktur haben. **Da die Körperflüssigkeiten durch ihre kolloidale Eigenschaft auf der Grundlage von Mineralien (Elektrolyten) als kristalline Flüssigkeit vorhanden sind, die sich in der Neuroglia bzw. intrazellulären Matrix befinden, ist es nicht verwunderlich, dass sie die biologische, elektrische Halbleiterfähigkeit besitzen.** Biologische Halbleiterfähigkeit besitzen auch die Moleküle des Siliziumdioxids. Als technischer Halbleiter wird SiO_2 als Quarz verwendet.

Aufgrund seiner umfangreichen Untersuchungen an Menschen und Tieren kamen Becker und Marino zu der Auffassung, dass der Wirbel- bzw. Säugetierorganismus (einschließlich des menschlichen Organismus) über ein primitives hochleistungsfähiges analoges Informationsübertragungs- und Steuerungssystem verfügt, welches, aus der Evolution stammend, noch heute erhalten geblieben und in der Neuroglia, dem „Bindegewebe“ bzw. der extrazellulären Matrix des Nervensystems, lokalisiert ist. Es bewirkt Wachstum, Heilung und biologische Rhythmustakte.

Robert Becker beschrieb in seinem Buch „Heilkraft und Gefahren der Elektrizität. Die Chancen der Energiemedizin und die Gefahren des Elektrosmogs“, dass das epineurale Gleichstromsteuerungssystem als System der Selbstheilungskräfte den Rezeptor für mentalstimulierte Heilmethoden darstellt: z. B. für Placebo, Heilung durch Glauben, Visualisierung, Meditation, Yoga, Autogenes Training, Imagination.

Er wies auch nach, dass der Mensch mit diesem epineuralen Gleichstromsteuerungssystem in Symbiose mit der Magnetosphäre steht.

Es ist an der Zeit, endlich wieder zu erkennen, dass der Mensch keine Maschine ist, die mechanisch funktioniert. Wir sind als offenes System elektrische Wesen, und alle Informationsübertragungssysteme in unserem Körper basieren auf biophysikalischen Regelmechanismen des gesamten Systems und in ständiger Verbindung und Interaktion mit unserer Umwelt. Bei jeder Form einer erfolgversprechenden Therapie ist somit zwingend die ganzheitliche Sichtweise aller biopsychosozialen Komponenten eines Patienten zu berücksichtigen und in den Behandlungsprozess mit einzubinden, da nur so echte Heilung ermöglicht werden kann.

Diese Selbstheilung erfolgt auf der Grundlage der Sanogenese. Naturzeolith als Sanogenetikum kann die Selbstheilung unterstützen.

84_Welche Qualitätsmerkmale sind bei der Anwendung von Naturzeolith zu beachten?

Naturzeolith ist nicht gleich Naturzeolith. Deshalb sind folgende Qualitätsmerkmale zu beachten.

1. Zeolith sollte immer klinoptilolith- und siliziumreich sein. Das Verhältnis Silizium zu Aluminium sollte mindestens 5:1 bis 8:1 betragen
2. Ein wichtiges qualitatives Merkmal ist die Zertifikation als Medizinprodukt. Ein Medizinprodukt wird durch entsprechende Zertifizierungsurkunden ausgewiesen.
3. Für Nahrungsergänzungsmittel sollte jede Charge des Klinoptilolith-Zeoliths durch ein Datenblatt ausgewiesen sein, welches von einem unabhängigen Labor durch Messungen erstellt wurde. Dazu müssen die Mineralienzusammensetzungen, Schwermetalle und Mikrobiologie ausgewiesen sein.
   Ein solches Datenblatt sollte Ihnen der Anbieter von Zeolith vorzeigen können. Bitte dabei auf das Datum achten. Es sollte nicht älter als 18 Monate sein.
4. Körnigkeit und Mahlverfahren. Wichtig ist die Angabe der Körnigkeit (Durchmesser der Partikel des Naturzeoliths). Aufgrund von Erfahrungen hat der aktivierte Naturklinoptilolith-Zeolith mit einer mittleren Partikelgröße von 7,0-14,0 Mikrometer Durchmesser die beste Effektivität im menschlichen Körper erzielt. **Keinesfalls darf Klinoptilolith-Zeolith als Nanopartikel verwendet werden** (< 400 nm).
5. Die Substanz Klinoptilolith-Zeolith sollte möglichst in Glasbehältern oder in weichmacherfreien (bisphenolfreien) Plastikbehältern aufbewahrt werden. Aluminiumfreie Sachets oder Sticks mit der Tagesdosis bieten eine bequeme Einnahme. Die Einnahme sollte möglichst mittels Suspension erfolgen.
6. Die Einnahme durch eine Suspension, in der das Pulver verrührt ist, halte ich auf Grund meiner Erfahrung für besser als die Einnahme als Kapsel oder Tablette.
7. Von Wichtigkeit für den Effekt des Klinoptilolith-Zeoliths ist, auch die Zubereitung der Suspension für die Einnahme und den Einnahmeritus selbst.
8. Beachtung des Zetapotentials, welches eine Aussage über die Qualität und insbesondere die Bioverfügbarkeit des Silikats in den menschlichen Lebensprozessen gestattet. Das Zetapotential ist ein wichtiges Qualitätszeichen für den Klinoptilolith-Zeolith.

9. Des Weiteren sollte der Ort der Abbaumine ausgewiesen sein. Die Qualität in den Abbauminen verschiedener Länder ist sehr unterschiedlich.

Vorsicht vor Missbrauch bei Angeboten von minderwertigem Naturzeolith.

Wenn der Zeolith kiloweise in Tüten und für 20 Euro angeboten wird, bitte das „Kleingeschriebene" lesen. Das ist gewöhnlich ein Zeolith, der für die Tierzucht oder sogar nur für die Ackerdüngung vorgesehen ist.

Empfehlung: Nur Medizinprodukte verwenden.

85_Gibt es Patente zur Anwendung von Zeolith für die Mundgesundheit?

Nachfolgend werden einige Beispiele angeführt.

1. Zubereitung mit Zeolith zur Behandlung der Mundhöhle
   Japanisches Patent
   Nr. 61-294457 1986
   Nr. 63-146809, A61K7/6 1988
2. Zeolith-Präparate mit Zn-Kationen gegen Karies und Zahnstein
   USA-Patent
   Nr. 4826676, A61K7/18 1989 NKJ 424/52
3. Antimikroben-Zement mit Zeolithbeteiligung für die Zahnbehandlung
   Japanisches Patent
   Nr. 2-17107, A61K 6/06
4. Zahnärztliche polimerisierte Präparate mit antibakterieller Wirkung von Zeolith als Pulver, Gele und andere Zubereitungen
   Japanisches Patent
   Nr. 2142711, A61K 6/08 S08F, 2/44 1990
5. Wundheilendes Mittel auf Zeolith-Basis
   Russisches Patent
   Nr. 2143908, A61K 33/00 Byn1 2000
6. Mikro- und/oder Mesoporen-Zeolithstoffe als Füllungskomopnente in Dental-Kompositionen
   Deutsches Patent
   Nr. 19824870 A61K 6/083

7. Zubereitung zur Behandlung von Paradontose mittels Bentonite (Zubereitung mit Salben und Ölen)
   Ukrainisches Patent
   Nr. 38103 A61K 35/32 2001
8. Antimikrobische Materialien (Zeolith) für Zahnkronen
   Japanisches Patent
   Nr. 1-290612 A61K 6/02 1989

Die zahnmedizinischen Patente betreffen den Einsatz von Zeolith zur Anwendung für die Mundgesundheit, zum Beispiel zur Wundheilung, zur Prophylaxe und Therapie der Karies und des Zahnsteins, zur Mundhygiene und zur Anwendung von Zeolith bei Zahnfüllungen.

86_Was versteht man unter Geophagie?

Wörtlich übersetzt heißt Geophagie Erdessen.

Es gibt eine krankhafte Form und eine natürliche Form der Geophagie.

Die krankhafte Form ist eine psychische Erkrankung, die selten vorkommt. Diese Form wird aber häufig übertrieben dargestellt und damit das Erdessen verteufelt.

Die natürliche Form ist bei verschiedenen Völkergruppen verbreitet. Sie dient faktisch der Deckung des Mineralienhaushalts mit Tonmineralien so, wie es die Tiere auch tun. Bei weiblichen im Freien lebenden Tieren ist das vermehrte Erdessen (Tonmineralien) besonders während der Trächtigkeit und Laktation (Säugen) verbreitet, wie wissenschaftliche Untersuchungen zeigten.

Aber auch bei den Menschen gibt es das. In den Dörfern in der Gegend von Antalya (Türkei) wurden Frauen, sobald sie schwanger waren, veranlasst, Ton zu essen, damit der Nachwuchs gut mit Mineralien versorgt ist.

Es gibt ausreichend andere Studien und Erfahrungen, die beweisen [Hinz 1999; Blech 2007], dass die Geophagen sehr gesund sind. Als erstes wird ein Bericht von Alexander von Humboldt [Alexander von Humboldts Ansichten der Natur, 1. Band, Stuttgart, Cotta, 1859, Seite 163] angeführt:

„An den Küsten von Cumana, Neu-Barcelonas und Caracas, welche die Franziskaner-Mönche der Guyana auf ihrer Rückkehr von den Missionen besuchen, ist die Sage von erdessenden Menschen am Orinoko weit verbreitet. Wir haben am 6. Junius 1800 auf unserer Rückreise von dem Rio Negro, als wir in 36 Tagen den Orinoko herabschifften, einen Tag in der Mission zugebracht, die von erdessenden Otomaken bewohnt wird. Die Erde, welche die Otomaken verzehren, ist ein fetter milder Letten, wahrer Töpferton von gelblichblauer Farbe mit etwas Eisenoxyd gefärbt. Sie wählen ihn sorgfältig aus und suchen ihn in eigenen Bänken am Ufer des Orinoko und Meta. Sie unterscheiden im Geschmack eine Erdart von der anderen, denn aller Letten ist ihnen nicht gleich angenehm. Sie kneten diese Erde in Kugeln von 4-6 Zoll Durchmesser zusammen und brennen sie äußerlich bei schwachem Feuer, bis die Rinde rötlich wird. Beim Essen werden die Kugeln wieder befeuchtet. Diese Indianer sind größtenteils wilde Pflanzen besonders verabscheuende Menschen. ... Der Franziskaner-Mönch, welcher als Missionar unter ihnen lebte, versichert, dass er in dem Befinden der Otomaken während des Erdverschlingens keine Veränderung bemerkte. Die einfachen Tatsachen sind also diese: Die Indianer verzehren große Quantitäten Letten, ohne ihre Gesundheit zu schädigen. Sie selbst halten die Erde für einen Nahrungsstoff, d. h. sie fühlen sich durch ihren Genuss auf lange Zeit gesättigt [...]."

Im Buch von Dr. W. Price [1997]: „Ernährung und körperliche Degeneration" ist u. a. folgendes beschrieben: Untersuchungen an geophasierenden Stämmen in den Anden, Zentralafrika und den Aborigines in Australien zeigten, dass diese Einwohner Tonkügelchen in Wasser getunkt aßen. Die Erklärung dieser Menschen dafür war, dass sie dadurch einen „kranken Magen" verhindern.

Im Buch von Julius Ernst und Eva Lips „Vom Ursprung der Dinge", 4. Auflage [1961] wird berichtet, dass zu Hungersnöten in Deutschland und Russland Erden und Ton gegessen wurde. Diese wurden als „Steinbutter" oder als „Bergmehl" bezeichnet. Wie aus Pressemitteilungen hervorgeht, ernähren sich viele Bürger Haitis nach dem schweren Erdbeben mit Erden. Die im Freien lebenden Tiere (wilde und Haustiere) decken ihren Mineralbedarf und entgiften sich durch Geophagie [Bgatova und Novoselov 2000; Costa-Neto 2012] [siehe auch Hinz 1999; Blech 2007].

Am 21.06.2017 wurde in einer Sendung des ZDF berichtet, dass Grizzlybären im Yellowstone Nationalpark (USA) nach dreimonatigem Winterschlaf als erstes Tonerde fressen, um ihren Hunger zu stillen, den Durchfall zu beseitigen oder verhindern und sich von Parasiten zu befreien.

87_Woraus besteht Amalgam?

Das Wort Amalgam ist abgeleitet vom griechischen „amalos" für weich und „gamos" für Vereinigung. Amalgamfüllungen sind etwa seit dem 16. Jahrhundert bekannt; dem Ulmer Johann Stocker sagt man die erste Amalgam-Rezeptur für Zahnfüllungen in Europa nach.

Zahnamalgam ist eine Legierung bzw. „Gemenge" aus ca. 50 % Quecksilber und 50 % Legierungspulver.

Metall	Anteil
Silber	45-70 Gew.%
Zinn	13-30 Gew.%
Kupfer	15-30 Gew.%
Zink	0-2 Gew.%
Indium	0-5 Gew.%
Quecksilber	3 Gew.%

Tabelle 1: Zusammensetzung von Legierungspulver für Amalgam

88_Amalgam, belastend: ja oder nein?

Bereits 1833 brach in den USA der sogenannte „Amalgamkrieg" aus, der zu einem zeitweiligen Verbot des Amalgams als Füllungsmaterial führte. Es gibt tausende von wissenschaftlichen Untersuchungen, die auf die Gefährlichkeit von Quecksilber in biologischen Systemen hinweisen. Aber nicht nur das Quecksilber, sondern auch die anderen Bestandteile der Füllung (Silber, Zink, Zinn, Kupfer, Indium) können gesundheitsschädlich sein und zu toxischen Belastungen wie auch Allergien führen.

Bereits 1928 wies der Berliner Biochemiker Prof. Dr. Stock auf die schädlichen Auswirkungen von Quecksilberdampf aus Amalgamfüllungen hin.

Im Kieler Amalgam-Gutachten von 1997, erstellt vom Institut für Toxikologie im Klinikum der Christian-Albrechts-Universität zu Kiel, unter der Leitung von Prof. Dr. Wassermann, findet man auf über 30 Seiten Literaturhinweise zur Schädlichkeit von Amalgam.

2009 entschied das Umweltministerium in Schweden, den Gebrauch von Quecksilber generell zu verbieten; Norwegen und Dänemark zogen nach.

Angesichts der vielfach diskutierten aber auch nachgewiesenen Gesundheitsrisiken durch Quecksilber wurde vom Verwaltungsrat des Umweltprogramms der Vereinten Nationen (UNEP) im Oktober 2013 die sogenannte Minamata-Konvention unterzeichnet, die den schrittweisen Verzicht auf den Einsatz von Zahnamalgam einleiten soll.

Die Symptome einer Amalgambelastung können sehr vielfältig sein.

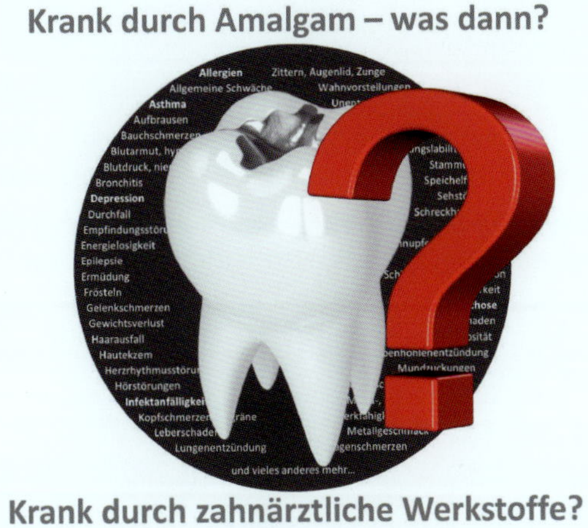
Krank durch Amalgam – was dann?
Allergien
Zittern, Augenlid, Zunge
Allgemeine Schwäche
Asthma
Aufbrausen
Bronchitis
Depression
Durchfall
Energielosigkeit
Epilepsie
Ermüdung
Frösteln
Gelenkschmerzen
Gewichtsverlust
Haarausfall
Hautekzem
Hörstörungen
Lungenentzündung
und vieles anderes mehr...
Krank durch zahnärztliche Werkstoffe?

Abbildung 31: Krank durch zahnärztliche Werkstoffe [Akademie Bauen-Wohnen-Gesundheit 2018]

89_Sollte man intakte Amalgamfüllungen immer entfernen lassen?

Grundsätzlich ist es natürlich besser, kein Amalgam mehr im Mund zu haben. Hat man jedoch nachgewiesenerweise keine gesundheitlichen Belastungen oder Erkrankungen, könnte man erst bei Defekt an den Amalgamfüllungen diese austauschen lassen. Prophylaktisch ist dann natürlich die regelmäßige Einnahme von Zeolith (MANC) zwingend nötig, um die Schadstoffbelastungen aus der Füllung möglichst stark zu reduzieren.

90_Wie sollte eine Amalgamsanierung idealerweise durchgeführt werden?

Bei einer Amalgamsanierung sollte idealerweise immer ein Arzt oder Heilpraktiker mit dem Zahnarzt zusammenarbeiten, um gemeinsam die Belastungsanalysen (z. B. Laboruntersuchungen) und Sanierungsschritte aufeinander abzustimmen.

Eine Amalgamsanierung darf niemals überfallartig geschehen, denn was Jahre gebraucht hat, den Körper zu belasten, kann man nicht in wenigen Tagen beseitigen.

Eine Sanierung verläuft erfahrungsgemäß in fünf Phasen (Ausnahmen bestätigen die Regel).

Phase I

In der ersten Phase wird die Indikation zur Amalgamsanierung gestellt. Hier kann bzw. wird anhand einiger Untersuchungen wie zum Beispiel Blut-, Haar-, Urin-, Speichel-, Stuhl-, und Immunanalysen der Istzustand bzw. Belastungsgrad des Patienten festgestellt. Erweiternd finden hier oft noch alternative Testverfahren, wie zum Beispiel die Kinesiologie, Meridiansegment-, NLS-Diagnostik, ihren Ansatz.

Die Mundstrommessung (Feldstärke) des oralen Galvanismus ist von entscheidender Bedeutung, da hier das Maß der direkten Freisetzung von Metallen in der Mundhöhle bestimmt wird.

Ebenso kann festgestellt werden, ob jemand ein guter Ausscheider/Entgifter oder aber ein Nichtausscheider ist.

Anmerkung: Sämtliche Parameter sollten zum Abschluss einer Amalgamsanierung wiederholt werden, um den vollzogenen Erfolg zu überprüfen!!!

Phase II

In der Phase II findet vorbereitend die unspezifische Entlastung/Entgiftung statt. Dies ist dann die so genannte präklinische Phase.

Hier sollte mindestens zwei Wochen vor Entfernungsbeginn der ersten Amalgamfüllung mit folgender Einnahmeempfehlung begonnen werden.

Einnahmeempfehlung zwei Wochen vor der Sanierung:
Morgens vor der Mahlzeit:
2x Toxaprevent Medi Pure Kapseln
Mittags und abends:
1x Toxaprevent Medi Plus Stick
(circa 15 Sekunden im Mund spülen und danach schlucken)

Dazu ist noch ausreichend Wasser zu trinken, um das Gift auszuspülen.

Je nach Belastungsgrad werden die Therapieempfehlungen vom Therapeuten variiert.

Phase III

Die Phase III oder auch klinische Phase findet in der Zahnarztpraxis statt. Hier wird unter besonderen Schutzmaßnahmen das Amalgam entfernt und durch Glasionomer bzw. Steinzement mit Zeolith-Unterfüllung ersetzt.

(Auch diese Materialien kann man austesten).

Phase IV

In der Phase IV findet dann die eigentliche Entlastung bzw. Entgiftung des Patienten mit dem Hausarzt oder Heilpraktiker statt.

Je nach geplanter Ausleitungsstrategie sollte immer als Basis begleitend die Einnahme MANC Toxaprevent Zeolith erfolgen.

Folgende Anwendungen werden bei intravenös injizierter DMPS empfohlen:

14 Tage vor der geplanten DMPS Ausleitungstherapie bis 14 Tage nach der letzten intravenös indizierten DMPS:

- Morgens vor der Mahlzeit:
  1x Toxaprevent Plus Pulver mit 0,3 l stillem Wasser einnehmen. (Wichtig: im Abstand von 1 h zu weiteren Medikamenten)
- Mittags vor der Mahlzeit:
  3x Toxaprevent Pure Kapseln mit 0,3 l stillem Wasser einnehmen. (Wichtig: im Abstand von 1 h zu weiteren Medikamenten)
- Abends vor dem Zubettgehen:
  1x Toxaprevent Plus Pulver mit 0,3 l stillem Wasser einnehmen. (Wichtig: im Abstand von 1 h zu weiteren Medikamenten)

Phase V

Phase V bildet den Abschluss mit dem Ziel einer endgültigen zahnmedizinischen Versorgung. Die bei der Eingangsuntersuchung durchgeführten Testungen sollten wiederholt werden. Erst wenn nahezu alle abgenommenen Parameter neutrale Werte liefern, sollten auch die neuen Materialien auf Verträglichkeit getestet werden, um nicht vom Regen in die Traufe zu gleiten.

91_Wie sollte möglicherweise das sichere Austauschen der Amalgamfüllungen in der Zahnarztpraxis durchgeführt werden?

Oberstes Gebot beim Austausch der Amalgamfüllung sollte es also sein, alles zu vermeiden, damit möglichst wenig gasförmiges Quecksilber entsteht bzw. es nicht vom Körper aufgenommen wird.

1. Vor und während der Amalgamentfernung ist der Behandlungsraum gut zu be- und entlüften.
2. Hautwaschung bzw. Puderung mit MANC, Toxaprevent Zeolith aller von Kleidung nicht bedeckter Haut (Gesicht, Ohren, Nacken, Arme, Hände, evtl. Unterschenkel); denn die Haut ist auch ein Atmungsorgan.

3. Zusätzlicher Schutz durch einen Overall mit Kapuze ähnlich wie er in Laboratorien getragen wird.
4. Ca. 5 Minuten mit Zeolith in sauberem Wasser aufgelöst, gut umgerührt (damit das Zetapotential sich entfalten kann), kräftig durch die Zähne pressen, spülen und gurgeln. Es soll sich ein Schutzfilm auf der Mund- und Rachenschleimhaut ablegen, falls Amalgampartikel bzw. Quecksilberdampf durch den Kofferdam dringen.
5. Anlegen von Kofferdam, der aus einem gummiartigen Tuch aus Latex oder einem anderen Material besteht. Er wird über die Zähne gestülpt, so dass nur die in der jeweiligen Sitzung zu behandelnden Zähne aus dem Kofferdam herausschauen. Unterhalb des Kofferdames werden die Zähne mit dicker Zeolithpaste/Suspension abgedichtet. Durch den Kofferdam wird der Mundraum abgeschottet, damit keine herausgebohrten Amalgamteilchen verschluckt werden und zum anderen soll er sogenannte Amalgam-Tätowierungen verhindern, das sind in die Schleimhaut eingedrungene Amalgamteilchen, teilweise auch über die Zahnfleischtaschen.
6. Anlegen einer Nasensauerstoffbrille für medizinisch reinen Sauerstoff; zusätzlich darüber eine Atemschutzmaske mit einer goldbedampften Schicht. Dieses Gold bindet ebenso das Quecksilber.
7. Eine enge Schwimmbrille schützt die Augen und Häute vor Quecksilberdampf bzw. Aerosolen und Quecksilberpartikeln. Ebenso wird hier indirekt der Sehnerv bzw. dessen Verbindung zum Gehirn geschützt.

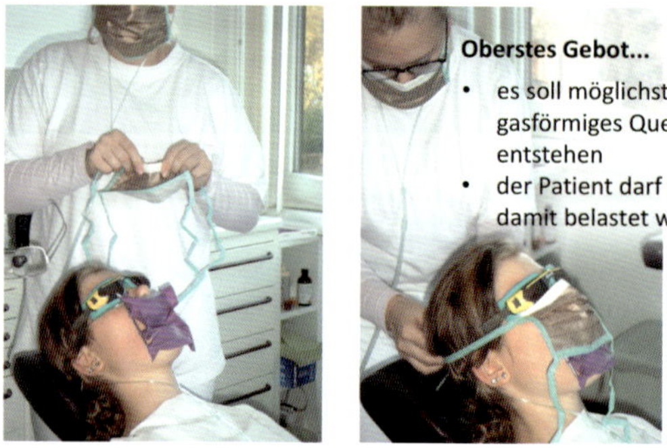

Abbildung 32: Sicherheit für den Patienten, den Zahnarzt und das Team sind oberstes Gebot [Akademie Bauen-Wohnen-Gesundheit 2018]

8. Jetzt erfolgt das Ausbohren bzw. Ausbrechen der Amalgamfüllung mit einem niedrigtourigen sehr scharf schneidenden Hartmetallfräser unter sehr starker Wasserkühlung. Zusätzliche

Absaugvorrichtungen wie clean-up direkt um den Zahn und Absaugsysteme der Fa. S-lite unter Zuhilfenahme von leitfähiger Luft mittels negativer Sauerstoffionen einem System, welches über dem Arbeitsfeld den Quecksilberdampf bzw. die Aerosole abtransportiert, verringern den Belastungsgrad immens. Je weniger Amalgam geschliffen/gebohrt wird, desto weniger Partikel werden freigesetzt und umso weniger Quecksilberdampf/Aerosol entsteht.

9. Zementfüllungen unter dem Amalgam müssen ebenso komplett entfernt werden. Das Dentin/Zahnbein ist oft dunkel schwarz verfärbt, weil hier Amalgam in die vielen tausenden Kanälchen eingedrungen ist. Unter Rücksichtnahme auf den Zahnnerv kann hier oft nur bedingt alles entfernt werden. Nach zusätzlicher Kariesbeseitigung wird der Kofferdam wieder abgenommen, jedoch müssen hier vorher alle aufliegenden Amalgamteilchen abgesprüht und abgesaugt werden. Anschließend spült bzw. gurgelt der Patient wie unter Punkt 4 wieder gründlich mit MANC Toxaprevent Zeolith aus.
10. Nun wird die offene Kavität weiter behandelt. Dazu wird in eine Tiefziehzahnfolie Toxaprevent Skin Suspension eingebracht, über die Zähne sowohl im Oberkiefer als auch im Unterkiefer gedrückt und in die offene Kavität, wie auch in alle anderen Zahnzwischenräume gepresst. Diese Zahnschienen verweilen dann für circa 15 Minuten auf den Zahnreihen bzw. der Mundschleimhaut. In der Zahnkavität sollte das noch verbleibende Amalgam bzw. Quecksilber und andere Verbindungen aus den Dentinkanälchen gebunden werden. Die übrigen Zwischenräume bzw. die Mundschleimhaut werden dadurch ebenso entlastet.
11. Im letzten Schritt werden nun die Zahnschienen samt Suspension aus dem Mund entfernt. Nun wird noch eine zeolithartige Unterfüllung auf die Kavität bzw. um die Dentinkanälchen getupft, um schließlich dann die neue Zementfüllung in den Zahn einzubringen.

92_Quecksilber ist doch ein Gift. Was ist das Giftige an diesem Element?

Quecksilber zählt in der Tat zu den stärksten Giften, wenn Bezug auf das Nervensystem genommen wird.

Die Wirkung des Quecksilbers auf die Nervenzellen des Gehirns ist 10-fach stärker als Blei und mehrhundertfach stärker als Gold.

Das Giftige an dem Amalgamquecksilber ist, dass durch messbare elektrische Potentialspannungen im Mund Quecksilberionen als Dampf, z. B. auch beim Kauen, abgegeben werden. Allein dadurch können Entzündungen des Zahnfleisches und der Mundschleimhaut entstehen. Bei längerer Einwirkung treten Erschöpfungszustände auf.

93_Kann man den Quecksilberdampf nachweisen?

Ja, Amalgam bzw. Quecksilberdampf (HgO) kann mit einem Fluoreszenzschirm nach Hitzereibung mit einem Radiergummi sichtbar gemacht werden.

Der Quecksilberdampf gelangt sofort in den Mundraum und weiter über die Schleimhaut ins Gehirn. Hier bindet sich das Quecksilber als Salz an das Nervengewebe. Auch dieses kann mit der Fluoreszenzmethode nachgewiesen werden.

Mobilfunk- und WLAN-Funkwellen können die Quecksilberionenablösung aus der Amalgamfüllung um das Doppelte erhöhen. Handynutzung und Amalgamfüllungen in den Zähnen vertragen sich nicht.

94_Manche Zahnärzte behaupten, dass Amalgamfüllungen nicht schädlich sein sollen?

Das ist eine Fehlaussage. Da das Quecksilber langsam verdampft, treten natürlich die Beschwerden erst nach Monaten oder Jahren auf. Das Quecksilber kann im ganzen Körper wirken. Über die Mundschleimhaut und über die Zahnpulpa kann es in die extrazelluläre Matrix (flüssiges Bindegewebe) eindringen und sich im ganzen Körper verbreiten. Besonders empfindlich sind die Nervenzellen. Symptomatische Entzündungen entstehen in der Mundhöhle, im Darm (Koliken und Durchfall, Erbrechen), Nierenfunktionsstörungen, Mattigkeit, Erschöpfung, Kopfschmerzen und Gehirnentzündungen. Funkwellen, z. B. WLAN, können diese Symptome beschleunigt auftreten lassen oder verstärken [Umweltarzt Dr. J. Mutter: jo.mutter@web.de].

94b_Welche neuesten wissenschaftlichen Erkenntnisse gibt es zu Belastungen aus Amalgamfüllungen?

Wissenschaftler der Akdeniz Universität (Türkei) stellten bei einer aktuellen Untersuchung fest, dass Amalgamfüllungen in den Zähnen nach einer Magnetresonanztomographie (MRT) Quecksilber im Mund freisetzen können.

Bei einer normalen Magnetresonanztomographie wird ein Magnetfeld von 1,5 Tesla erzeugt. Jedoch gibt es mittlerweile MRT-Scanner bei der 7 Tesla verwendet werden. Bei diesen wird fünfmal so viel Quecksilber aus den Amalgamfüllungen freigesetzt wie bei den älteren herkömmlichen Geräten.

Die Forscher stellten außerdem fest, dass bei einem starken Magnetfeld auch andere metallische Zahnrestaurationen mit Problemen behaftet sind. Gold- und Platinkronen werden unter höheren Magnetfeldern immer heißer; gleiches stellte man für Implantate fest.
Wie empfehlen deshalb vor und nach jeder MRT-Untersuchung ausreichend mit MANC-Zeolith zu spülen, Lutschtabletten zu verwenden und während der MRT-Untersuchung Suspensionsschienen zu tragen.

95_Welche Bedeutung hat Amalgam bei unerfülltem Kinderwunsch?

Diskussionen und Empfehlungen zu dieser Thematik gibt es schon seit mehreren Jahrzehnten. Das ehemalige Bundesgesundheitsamt hat bereits 1992 die Empfehlung gegeben, bei Schwangeren, Kindern und Patienten mit Nierenfunktionsstörungen keine Amalgamfüllungen zu legen. Frauen mit unerfülltem Kinderwunsch wurden nicht berücksichtigt.

An der Universität Heidelberg gibt es eine besondere Kinderwunsch-Ambulanz. Dort hat Frau Prof. Dr. Ingrid Gerhard in jahrelangen Untersuchungen festgestellt, dass ein Risiko für Zyklusstörungen und Unfruchtbarkeit mit steigender Anzahl der Amalgamfüllungen zunimmt.

Im Rahmen der endokrinologischen Diagnostik wurden bei Frauen mit Hormonstörungen und bei Frauen mit unerfülltem Kinderwunsch umwelt- und umweltzahnmedizinische Untersuchungen durchgeführt.

Sowohl Speicheltest (siehe auch Frage 101) als auch der DMPS-Test wurden dort durchgeführt. In vielen voneinander unabhängigen Untersuchungen fielen immer wieder die Zusammenhänge zwischen erhöhten Prolaktinkonzentraten im Blut (Prolaktin ist ein Hormon der Hirnanhangdrüse, das eine Wechselwirkung mit dem Zyklus hat) und erhöhtem Quecksilber im Speichel bei Frauen mit Amalgamfüllungen auf.

WICHTIG! Eine Reduktion der Amalgambelastung, z. B. durch MANC-Zeolith und andere entlastende Maßnahmen können bei unerfülltem Kinderwunsch helfen.

96_Wieso kann Elektrosmog Zahnmetalle, z. B. Goldkronen, Amalgamfüllungen, Prothesenhalterungen, beeinflussen?

Unser Planet Erde ist von einer elektromagnetischen Hülle umgeben. Wir „schwimmen“ in einem unsichtbaren elektromagnetischen Ozean. Die Magnetosphäre, als Magnetfeld der

Erde bezeichnet, befindet sich ca. 45.000 km (= sieben Erdradien) von der Erde entfernt und bietet uns einen Schutzschild gegen die elektromagnetischen Stürme der Sonne, die diese von Zeit zu Zeit bei ihren naturgesetzmäßigen Eruptionen in das Weltall schleudert. Im Norden unserer Erdkugel können wir diese in Form des nächtlichen Nordlichts sehen. Nordlichter sind wunderschöne Naturschauspiele. Blitze reflektieren ebenfalls die elektromagnetische Hülle unserer Erde und zeigen uns deren gewaltige Naturkraft.

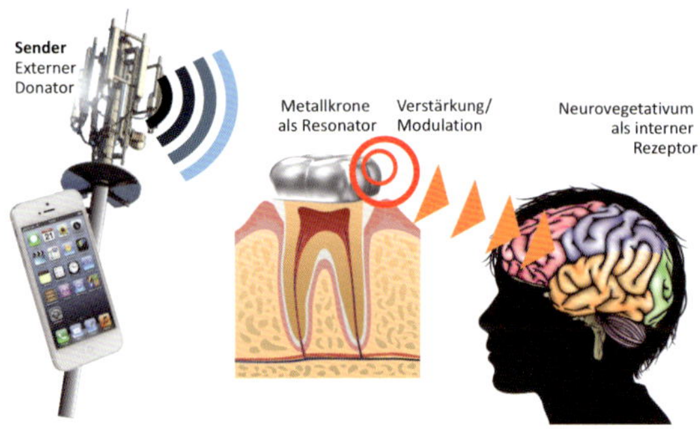

Abbildung 33: Zahnmetalle wirken wie elektrische Verstärker (Wellregain 2018)

Der Mensch ist ein elektromagnetisches Wesen. Die Bioelektrizität des Menschen können wir messen. Sie ist Grundlage zahlreicher diagnostischer Verfahren, z. B. EEG (Hirnströme), EKG (Herzströme), EMG (Muskelströme), EDA (Hautströme). In gleicher Weise ist es möglich, die Magnetfelder des Gehirns (MEG) und des Herzens (MKG) zu messen.

Besondere Bedeutung kommt den Potentialänderungen und deren Weiterleitungen an den Membranen von Sinnes-, Nerven- und Muskelzellen, die als Grundelemente erregbarer Systeme funktionieren, zu. Die Zellen der erregbaren Systeme können selbsterregte Frequenzen (Eigenrhythmen) neu erzeugen. Deren Funktionen sind durch Licht, Temperatur, Bioelektrizität, ionales Milieu, pH-Wert, elektromagnetische Felder sowie durch endogene und exogene Wirkstoffe zu beeinflussen.

Wenn die Bioelektrizität des Menschen gestört ist, dann liegen Krankheiten vor. Der klinische Tod wird mit dem Erlöschen der elektrischen Hirnaktivität definiert. Krankheiten sind immer eine Störung der elektrobiologischen Aktivität des Menschen.

Aufgrund derartiger Erkenntnisse wird heute die Frage nach der Elektroneutralität der Zahnersatzmaterialien gestellt, weil alle Metalle eine elektrische Leitfähigkeit besitzen, diese den schädlichen Elektrosmog aufnehmen, weiterleiten und zu Regulationsstörungen, z. B. zum Burnout-Syndrom, beitragen können.

Nehmen wir das Beispiel Goldkronen. Gold besitzt eine hohe Anzahl freier Elektronen. Diese Eigenschaft macht sich jeder HiFi-Fan zunutze, indem er vergoldete Stecker benutzt, um die Tonübertragung zu optimieren. Bezogen auf Zahnkronen bedeutet dies, dass metallische Ringstrukturen aus hochwertigen, also stark goldhaltigen Legierungen zu einer intensiven Feldoszillation angeregt werden. Durchschnittlich ergeben sich nach Fröhlich [2010] rechnerisch Werte der Resonanzfrequenz im Mikrowellenbereich. Dieser entspricht dem Elektrosmog.

Es besteht also die Gefahr, dass Feldeinwirkungen metallischer Zahnkronen Steuerungsprozesse des Organismus gefährden. Eine Herabsetzung des eigenen Regulationsvermögens des Körpers in immunologischen und vegetativen Bereichen ist bei vorbelasteten oder chronisch kranken Menschen anzunehmen.

97_Gibt es einen oralen Galvanismus?

Ja, sobald unterschiedliche Metalle im Mund benutzt werden, z. B. Füllungen aus Amalgam und Gold oder auch Kronen, kann eine Art „Mundbatterie" entstehen.

Die Batterie verursacht, dass kleine Metallpartikel in Lösung gehen. Die verschluckten Metallteilchen können sich als schädigende Schwermetalle im Organismus umverteilen.

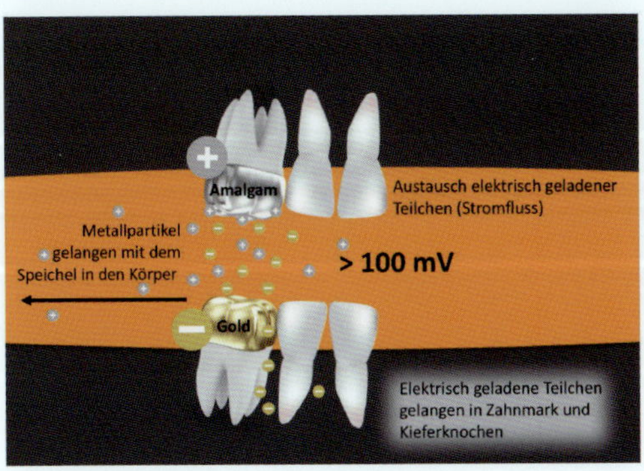

Direkter Kontakt unterschiedlicher Metalle kann zum Kurzschluss führen. Folge: Nervenirritationen

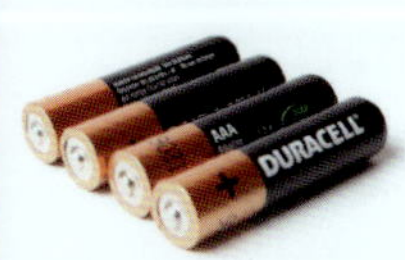

Abbildung 34: Unterschiedliche Zahnmetalle wirken als elektrische Batterie im Mund [Wellregain 2018]

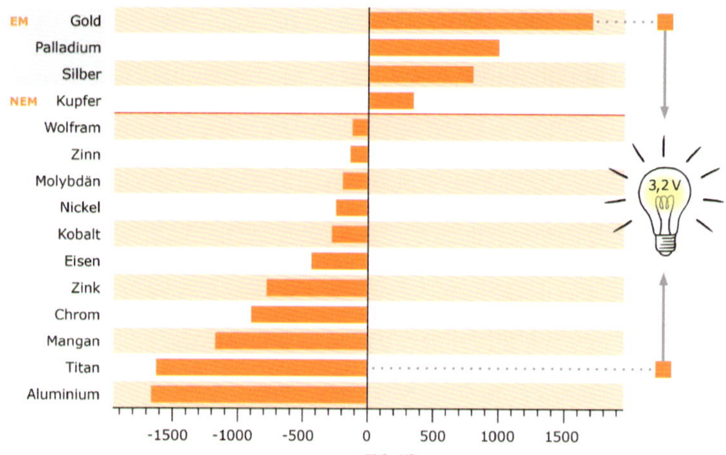

Abbildung 35: Elektrische Potentialdifferenzen verschiedener Elemente [Prof. W. D. Müller, Charité Berlin]

Jedes Metall (Element) hat sein eigenes „Normalpotential". Liegen diese Potentiale bei 2 oder mehr Metallen auseinander, entsteht eine Potentialdifferenz (Abbildung 35). Bei Anwesenheit eines Elektrolyten, wie z. B. Speichel, entsteht eine Spannung. Die Höhe dieser Spannung variiert und ist abhängig von Faktoren wie z. B.:

- Größe der Oberfläche
- Entfernung der beiden Materialien
- Material der beiden Elemente

Wenn eine Person z. B. Amalgam und eine Goldkrone im Mund hat, entsteht diese Batterie bereits.

98_Kann man den oralen Galvanismus messen?

Gemessen wird oraler Galvanismus als „elektrische Feldstärke" in Volt pro Meter (V/m). Mit Hilfe des VIO-fm-Systems bestimmt der Zahnarzt schmerzfrei und umgehend die Feldstärke im Mund. Hierzu hält er einen Sensor mit vergoldeten Spitzen in den Mundraum und macht 4-6 Messungen.

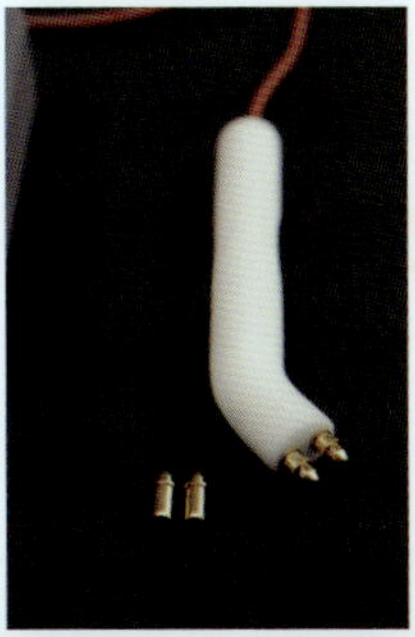

Abbildung 36: Messsensor zur Bestimmung der Feldstärke im Mundraum

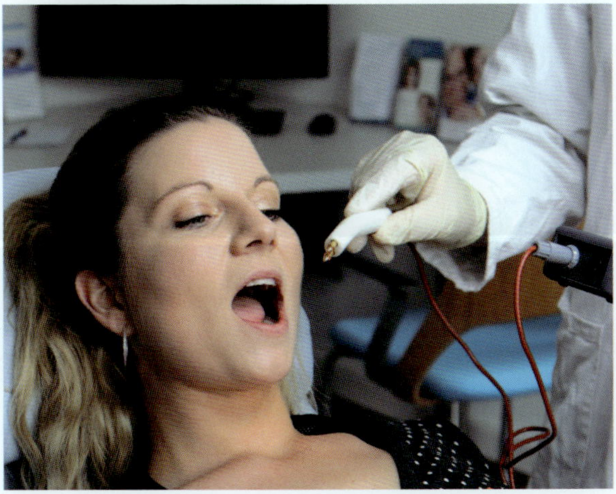

Abbildung 37: Messung der elektrischen Feldstärke mit dem VIO-fm-System

99_Welche wissenschaftlich bewiesenen Reaktionen kann es auf Grund der Feldstärke bzw. Spannung im Mund geben?

Seit 1879 ist bekannt, dass Karies durch oralen Galvanismus entsteht. Dr. Chase beschreibt in seiner Veröffentlichung in Dent Cosmos bereits die Folgen elektrische Felder im Mund. Seitdem wurden viele zusätzliche Studien veröffentlicht zum Thema oralen Galvanismus und die Folgen für die Gesundheit. In Abbildung 38 sind einige dieser Folgen im Mund aufgelistet. Alle wurden durch verschiedene wissenschaftliche Studien von Professor Niedermeier, Universität Köln nachgewiesen.

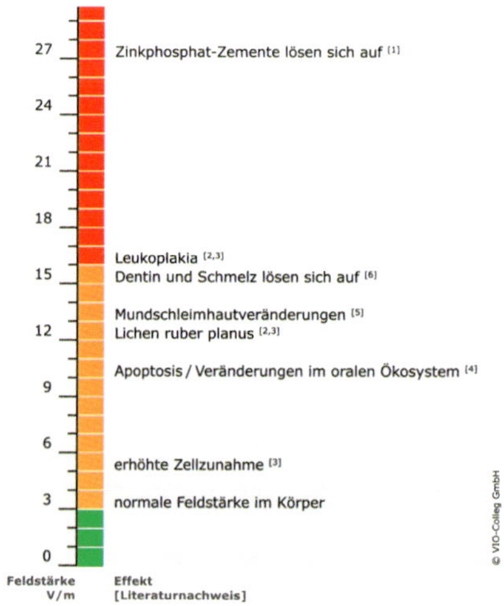

Abbildung 38: Folgen von oralem Galvanismus (Mundelektrizität) (VIO-Colleg GmbH)

Zusammengefasst kann man sagen, dass eine zu hohe Feldstärke im Mund eine Schwermetallbelastung zur Folge hat (Abbildung 39).

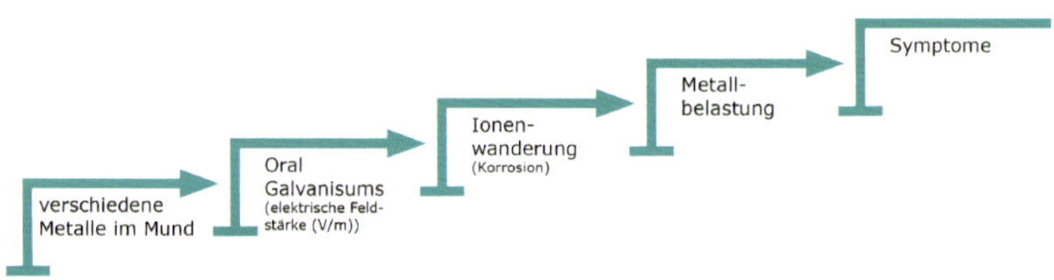

Abbildung 39: Zusammenhang zwischen oralem Galvanismus und Symptomen

100_Was sollte man dann tun?

Ist die Diagnose gestellt, ist die Therapie eindeutig: Es erfolgt eine Entlastungstherapie ähnlich wie bei der Amalgamentfernung zur Vermeidung der störenden und belastenden Materialien. Begleitet auch von einer Ausleitungstherapie.

Nachdem der Behandler die störenden Materialien beseitigt hat, folgt der neue Zahnersatz. Es sollte aber sichergestellt werden, dass der Patient die Werkstoffe des neuen Zahnersatzes auch verträgt. Das kann man durch unterschiedliche Testverfahren prüfen. Dazu zählen Blut-, Speichel-, aber auch energetische Analyseverfahren.

Ein VIO Premium Labor unterstützt den Zahnarzt bei der Suche nach verträglichen Materialien. Es ist wichtig, dass das Dentallabor bei der Herstellung des Zahnersatzes gewisse Standards einhält. Die Art und Weise der Herstellung im Dentallabor spielt eine wesentliche Rolle, um spätere Freisetzungen von schädlichen Stoffen zu vermeiden. So arbeitet ein VIO Premium Labor nach dem international einzigartigen Biostandard zur Herstellung von unbedenklichem bzw. inertem Zahnersatz. Ein Qualitäts-Standard, welcher regelmäßig von der Charité Berlin und der benannten Stelle IFTA-Berlin überprüft wird.

Abbildung 40: VIO-Laboratorien unterstützen den Zahnarzt bei der Suche nach verträglichen Materialien

101_Die Multielementen-Analyse des Speichels. Wie funktioniert diese?

Bei der Multielementanalyse werden folgende Metalle im Speichel gemessen:

Aluminium, Titan, Vanadium, Chrom, Mangan, Kobalt, Nickel, Kupfer, Zink, Gallium, Zirkon, Molybdän, Palladium, Silber, Cadmium, Indium, Zinn, Antimon, Barium, Cer, Iridium, Platin, Gold, Quecksilber.

Die Untersuchung gibt Auskunft über die Metallfreisetzung aus dem Zahnersatz. Korrosion wird dabei am sensitivsten im Morgenspeichel nachgewiesen, der morgens, gleich nach dem Aufwachen, vor Frühstück und Zahnpflege abgegeben wird. Für die Messung von mechanischem Abrieb (insbesondere aus Zahnmetalllegierungen wie z. B. Gold und Amalgam) eignet sich am besten der sogenannte Kaugummitest. Dazu wird die Speichelprobe nach 10-minütigem Kaugummikauen gesammelt. Morgen- und Kaugummispeichel können auch miteinander kombiniert werden, so dass sowohl Korrosion als auch Abrieb nachgewiesen werden können. Es wird Morgen- und Kaugummispeichel zusammen in ein Röhrchen abgegeben.

Für die Bestimmung der Elemente im Blut, Urin, Speichel, in den Haaren und Organen (Biopsien) werden größtenteils spektrometrische Methoden verwendet. Am häufigsten ist die Massenspektrometrie mit induktiv gekoppeltem Plasma gebräuchlich.

102_Was ist eine schleichende Vergiftung?

Schadstoffe lauern heute überall. Sie werden aufgenommen durch Einatmen aus der Luft, Trinken aus dem Wasser und durch die Nahrung.

Gift wird nur in Spuren aufgenommen, aber dauerhaft häufen sich die Gifte im Körper an und nach einer Zeit treten Krankheitssymptome auf.

Laut WHO (Weltgesundheitsorganisation) ist in der EU ein Viertel aller Krankheiten und Todesfälle auf die Belastung durch Umweltschadstoffe zurückzuführen.

Quelle: WHO 2015, Faktenblatt: Bestandsaufnahme der Fortschritte im Bereich Umwelt und Gesundheit in der Europäischen Region.

Die schleichende Vergiftung und der Mangel an elementaren lebenswichtigen Mineralien verursachen chronische Erkrankungen: Allergien, Autoimmunerkrankungen, psychische Störungen und neurogenerative Erkrankungen sowie vorzeitiges biologisches Altern.

Beide gesundheitsstörende globalen Einflüsse verursachen außerdem oxidativen Stress (Überschuss an freien Radikalen), der ein weiterer krankheitsverursachender und das Altern beschleunigender Faktor ist.

In dem bekannten Antikrebsbuch des französischen, in den USA forschenden Arztes David Servan-Schreiber, wird ein großes Kapitel „Krebs und Umwelt" der Bedeutung der Umweltchemikalien bei der Entstehung der Krebserkrankung gewidmet. Eine seiner wichtigsten Therapieempfehlungen lautet: **Entgiftung des Körpers des Krebskranken.** Noch besser ist es, wenn man sich durch effektive Detoxhygiene mit Silikaten schützt.

Wissenschaftliche Ergebnisse einer Detoxikationskampagne der Europäischen Sektion des WWF (Campagne Detox des WWF; World Wildlife Fund, 2005, www.panda.org/detox).

In dieser Kampagne werden in großem Stil Blut und Urin von freiwilligen Erwachsenen nach 109 Umweltchemikalien untersucht. David Servan-Schreiber führt eine Person an, bei der 42 derartige Stoffe von den 109 gefunden wurden. Einen weiteren Bericht von David Servan-Schreiber möchten wir in einem Zitat darlegen.

„Bei der Studie wurden auch 39 Mitglieder des Europaparlamentes und 14 Minister für Gesundheit und Umwelt aus verschiedenen europäischen Ländern untersucht. Sie alle wiesen beträchtliche Mengen an Schadstoffen auf, deren Giftigkeit für Menschen nachgewiesen ist. 13 chemische Rückstandsprodukte (Phthalate und Perfluorverbindungen) wurden bei allen Parlamentsabgeordneten nachgewiesen. Bei den Ministern fand man Spuren von 25 chemischen Substanzen, darunter Flammschutzmittel, zwei Pestizide und 22 PCB (polychlorierte Bisphenyle). Diese Form der schleichenden Vergiftung ist weder auf Abgeordnete noch auf Europäer beschränkt: In den USA fanden Wissenschaftler der Centers for Disease Control in Blut und Urin von Amerikanern aller Altersgruppen 148 giftige Chemikalien."

[Campagne Detox des WWF; World Wildlife Fund, 2005, (zugänglich unter www.panda.org/detox)].

103_Gibt es Studien, die belegen, dass Umweltschadstoffe durch Zeolith gebunden werden?

Ja, es gibt sehr viele. Nachfolgend werden Beispiele in Form von Ergebnisdarstellungen angeführt. Übersicht bei Hecht [2015].

Screeninguntersuchung bei Industriearbeitern [Shakov 2003]

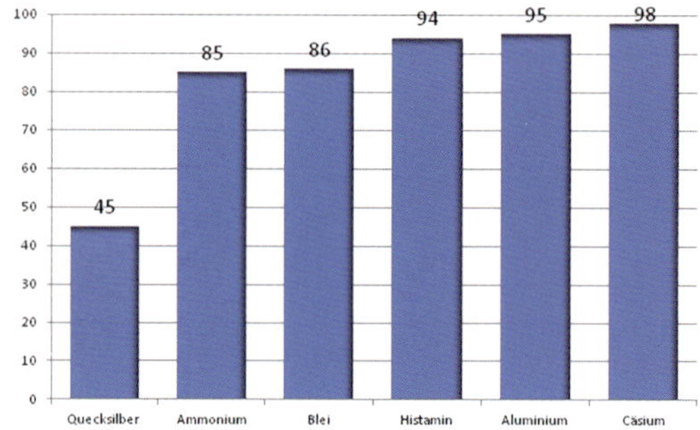

Abbildung 41: Bindungsvermögen des Naturzeoliths (MANC-Zeolith) für Gifte in % [modifiziert nach G. Steinecke und E. Walraph [2015]: Bericht zur klinischen Bewertung des MANC-Zeoliths (mikronisierter aktivierter natürlicher Zeolith)]

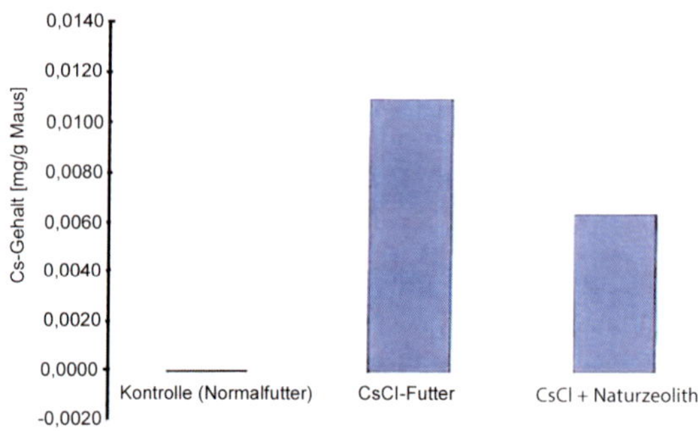

Abbildung 42: Bindung von Caesium durch Naturzeolith. Fütterung an Mäusen (10 Tage), Untersuchungen des Körpergewebes [modifiziert nach G. Steinecke und E. Walraph [2015]: Bericht zur klinischen Bewertung des MANC-Zeoliths (mikronisierter aktivierter natürlicher Zeolith)]

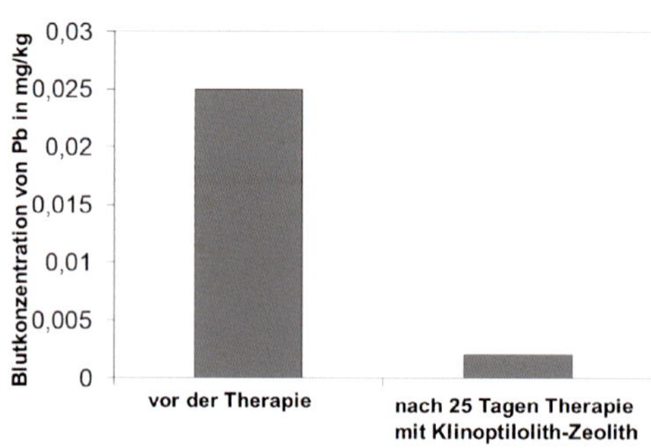

Abbildung 43: Bleibelastung bei Bergarbeitern. Therapie mit Natur-Klinoptilolith-Zeolith, täglich 5 g, Analyse: Massenspektrometrie mit induktiv gekoppeltem Plasma [Veretenina et al. 2003]

Von 157 Männern waren 102 (65,6 %) schwermetallbelastet. 30 Tage 2x 1,25 g Klinoptilolith-Zeolith reduzierte die Schadstoffe.

	Cd	Pb	Cu	Cr	Ni
vor Therapie	0,42 +/- 0,06	9,4 +/- 2,1	16,0 +/- 1,1	8,9 +/- 0,15	3,2 +/- 0,08
30. Therapietag	0,2 +/- 0,08	0,61 +/- 0,12	7,65 +/- 0,2	0,4 +/- 0,02	0,62 +/- 0,07

Tabelle 2: Screeninguntersuchung bei Industriearbeitern [Shakov 2003]

Klinische Untersuchungen zur Ausscheidung von Schwermetallen (auch Blei) im Urin nach Applikation von Suspensionen aus aktiviertem Klinoptilolith-Zeolith [Flowers et al. 2009]

Untersucht wurden 22 männliche Personen im Alter von 35-71 Jahren sowie eine Kontrollgruppe von 11 Personen. Die Verumgruppe erhielt 30 Tage lang täglich eine Suspension von Klinoptilolith-Zeolith. Diese Therapiedauer genügte, um bei allen Personen die Schwermetalle aus dem Körper auszuführen, sodass Werte unter dem gültigen Grenzwert erreicht wurden.

Geleichzeitig erfolgte durch Ionenaustausch für den Körper die Zufuhr lebenswichtiger Kationen.

Wie aus folgender Abbildung hervorgeht, ist bereits in den ersten sieben Tagen der Applikation von Klinoptilolith-Zeolith-Suspension eine hohe Ausscheidungsrate an Schwermetallen erreicht worden.

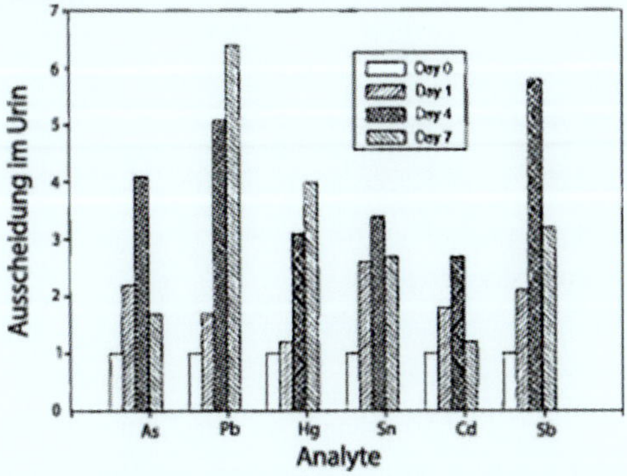

Abbildung 44: Ausscheidung von Schwermetallen im Urin von umweltbelasteten Personen nach täglicher Applikation einer Klinoptilolith-Zeolith-Suspension.
As = Arsen, Pb = Blei; Hg = Quecksilber, Sn = Zinn, Cd = Cadmium, Sb = Antimon
Auffallend ist die hohe Ausscheidungsrate des Bleis [Flowers et al. 2009]

Bei der Anwendung von Klinoptilolith-Zeolith ist zu wissen, dass neben dem Ionenaustausch und der Adsorption, durch die diuretische Wirkung des hohen Anteils von SiO_2 die Ausscheidung von Schadstoffen aller Art wirksam wird [Pschyrembel 2000]. In jeder Apotheke ist der SiO_2-reiche Schachtelhalmtee als „Nierenreinigungstee“ erhältlich.

Über eine derartige Doppelfunktionswirkung bei der Dekontaminierung von Schadstoffen aus dem menschlichen Körper verfügt kein Chelatbildner. Hinzu kommt noch die Zufuhr von lebenswichtigen Mineralien im Zuge des Ionenaustausches.

104_Was ist Detoxhygiene?

Hygiene bedeutet so viel wie gesund erhalten, sich gesund erhalten, etwas für die Gesunderhaltung zu tun.

Hygiene wurde von der Medizin begründet, um gesundheitsschädigende Keime, die Krankheiten hervorrufen, von Menschen fern zu halten (regelmäßiges Händewaschen gehört dazu). Später wurde in die Hygiene das Fernhalten (vermeiden) von allen organischen und anorganischen Krankheitserregern einbezogen.

Ziel der Hygiene ist die primäre Prävention, um das Wohlbefinden und die Leistungsfähigkeit des Menschen zu erhalten oder zu steigern.

Die allgemeine Hygiene bezieht die spezielle Mundhygiene mit ein. Diese bezieht sich auf regelmäßige Mundspülungen mit Naturzeolith-Suspensionen und auf die Zahnpflege. Detoxhygiene akzentuiert dieses Ziel in Bezug auf die ständig im Ansteigen begriffene schleichende Vergiftung.

Detoxhygiene bedeutet zum Beispiel:

1. Aufklärung über die schleichende Vergiftung
2. Vermeiden und abwehren von exogenen toxisch wirkenden Faktoren, die durch Lebensstil zu beeinflussen sind, z. B. Intoxikation durch Dysstress infolge von psychosozialen Lärm- und Elektrosmogstressoren.
3. Vermeiden von medikamentösen Massenverordnungen. 1-3 Medikamente sind das Höchste, was ein Mensch, vor allem ein älterer Mensch, vertragen kann.
4. Einsatz von Naturstoffen (zur Einnahme), die der Natur des Menschen entsprechen, selbst untoxisch sind und die Fähigkeit besitzen, ganzheitlich Gewebe und Zellen zu entgiften und gleichzeitig gut dosiert die notwendigen Mineralien zuzuführen. **Diese Eigenschaft besitzen der Natur-Klinoptilolith-Zeolith** sowie weitere andere Silikate, z. B, Tonmineralien.

105_Wie erfolgt die Detoxikation des Naturzeoliths im menschlichen Körper

- **Durch Ionenaustausch und Adsorption (Bindung der Gifte, Unschädlichmachen)**

Als Messgröße dient der Selektivitätskoeffizient, mit dem die Sorptionsreihe erstellt wird.

Mittels des Selektivitätskoeffizienten werden Sorptionsreihen erstellt. Nachfolgend einige Beispiele von verschiedenen Zeolithvorkommen:

Goronkhov et al. 1982
Pb^{++}>Co^{++}>Cu^{++}>Ag^{+}>Cd^{+}>Zn^{++}>NH_4^{+}
Datenblatt Zeolith Deutschland
Pb^{++}>Na^{+}>Ca^{++}>Mg^{++}>Ba^{++}>Cu^{++}>Zn^{++}
Veretenina et al. 2003
Cs^{+}>Rb^{+}>K^{+}>NH_4^{+}>**Pb**$^{++}$>Ag^{+}>Ba^{++}>Na^{+}>Sr^{++}>Ca^{++}>Li^{++}>Cd^{+}>Cu^{++}>Zn^{++}

Tabelle 3: Einige Beispiele von verschiedenen Sorptionsreihen

Diese Sorptionsreihen bringen die Affinität (Anziehungskraft) des jeweiligen Elements zum Kristallgitter des Klinoptilolith-Zeoliths zum Ausdruck. Die vorn stehenden Elemente haben die größte Affinität zum Zeolithkristallgitter und benötigen die wenigste Energie, um von den Kristallgitterkanälchen des Klinoptilolith-Zeoliths aufgesaugt (absorbiert) und darin aufgenommen zu werden. Blei (Pb) steht in den drei Beispielsorptionsreihen immer in vorderster Stellung, d. h. wenn sich Blei im menschlichen Körper befindet, wird es vom Klinoptilolith-Zeolith-Kristallgitter bevorzugt aufgenommen.

Gorokhov et al. [1982]verweisen darauf, dass an den ersten Stellen der Sorptionsreihe die Ionen stehen, die größere polarisierende Fähigkeiten haben und meinen, dass diese jene sind, die für biologische Objekte (Mensch und Tier) in größeren Mengen die größte Schadstoffgefahr darstellen.

- **Durch Antioxidantienwirkung**

Um dieses zu verstehen, muss man das natürliche Sauerstoff-Radikal-Regulationssystem des Menschen kennen. Die Sauerstoffradikale beseitigen Gifte und abgestorbene Zellen sowie Fremdstoffe, Viren, Bakterien, Allergene usw. Gleichzeitig gibt es noch ein weiteres System im Organismus, welches den Überschuss an Radikalen beim gesunden Menschen verhindern kann. Dieses wird als Antioxidantien- oder Scavenger-System bezeichnet. Dieser

Regulationsmechanismus funktioniert beim Gesunden und bei biotischer, biotropher Atemluft außerordentlich gut und sicher. Leider haben aber vor allem die Großstädte keine biotische Atemluft mehr.

Das Scavenger-(Antioxidantien-)System verhindert den Überschuss an freien Radikalen durch den Abbau und die neue Synthese geschädigter Zellbestandteile sowie Steuerung der Apoptose. Mit der Apoptose werden Zellen vernichtet, die der Organismus nicht braucht oder die schädliche Wirkungen entwickeln können. So ist bekannt, dass sich bei jedem gesunden Menschen zu jeder Zeit auch einzelne entartete Zellen bilden können, die den Krebszellen ähnlich sind. Mittels der Apoptose werden sie sofort vernichtet.

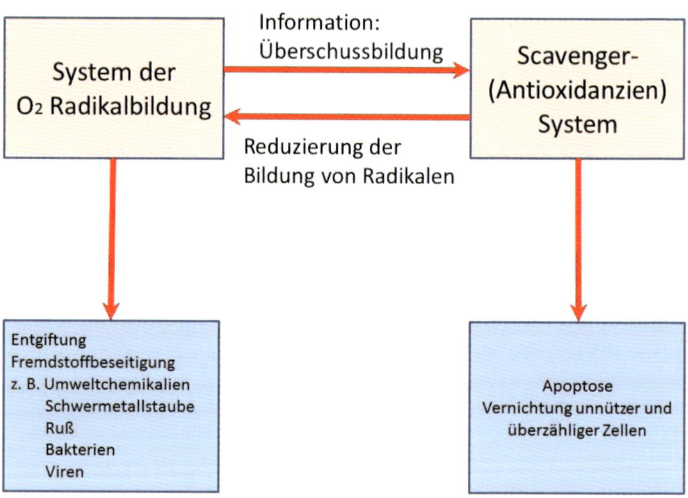

Abbildung 45: Natürliches Radikale-Scavenger-Schutzsystem des Menschen (Archiv Hecht)

Wenn aber das Antioxidantien-(Scavenger-)System überfordert wird und die Steuerung der Radikalen nicht mehr funktioniert, wie das bei der schleichenden Vergiftung geschieht, kann sich die Apoptose auch gegen die gesunden Körperzellen richten und Zellen zerstören und die lebenswichtigen Funktionen der Mitochondrien außer Kraft setzen. Das kann, wenn es die Herzmuskelzellen betrifft, zum Infarkt führen.

Die überschießende Bildung von O_2-Radikalen wird freie Radikale oder oxidativer Stress genannt.

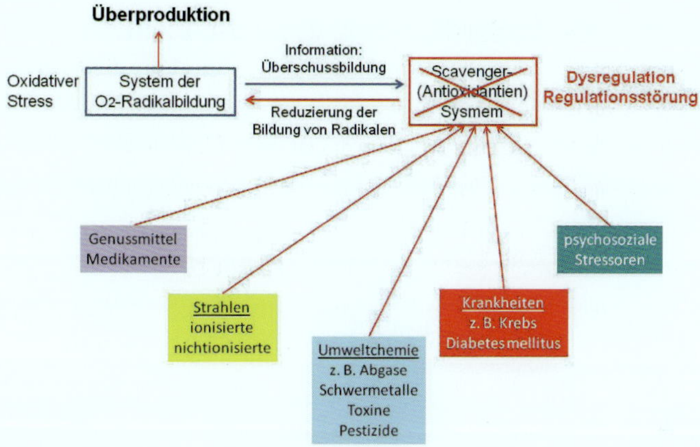

Abbildung 46: Funktionssystem zum oxidativen Stress: Überschuss an freien O_2-Radikalen [Engler 2004; Hecht 2013]

Die Eliminierung von überschüssigen freien Radikalen im menschlichen und tierischen Organismus erfolgt vor allem durch die Adsorption in den Meso- und Makroporen der kristallinen Klinoptilolith-Zeolith-Körnchen.

Durch die regelmäßige täglich erfolgende Einnahme von Klinoptilolith-Zeolith können langzeitig alle angeführten Funktionen des Klinoptilolith-Zeoliths integrativ wirksam werden. Zusätzlich ist ausreichend Flüssigkeitszufuhr (am günstigsten 2-3 l/Tag) zu gewährleisten, um Gifte bzw. Restprodukte dieser aus dem Körper zu entfernen.

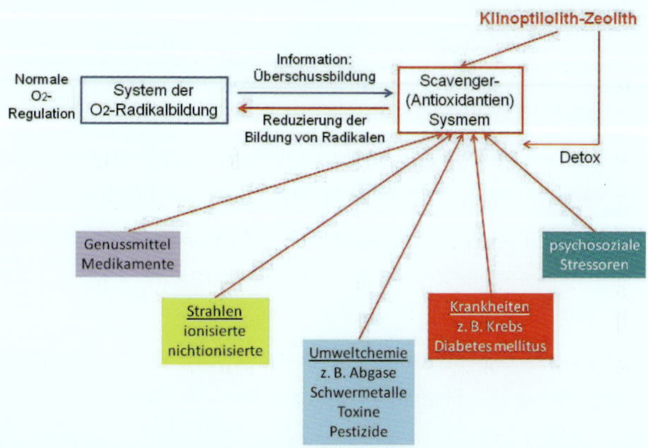

Abbildung 47: Funktionsschema des oxidativen Stresses: Bindung und Beseitigung der freien Radikalen durch Antioxidantienwirkung des Klinoptilolith-Zeoliths [Hecht 2013]

106_Können die freien Radikale gemessen werden?

Dazu wird Blut aus der Fingerbeere entnommen und in einer speziellen Apparatur analysiert. Damit wird das Gleichgewicht zwischen der oxidativen Belastung durch freie Radikale und dem antioxidativen Potential gemessen. Dieses Messsystem besteht aus:

d-ROMs-Test	BAP-Test
Bestimmung der Blutkonzentration von reaktiven Sauerstoffmetaboliten (ROMs) als Marker und Verstärker von oxidativem Stress	Bestimmung des Antioxidantien-Potentials zur Neutralisierung von freien Radikalen
Messbeispiel:	> FRE 09 Aug 13 13:25:21 < d-ROMs = 319 U Carr. BAP-Test = 2370 U Cor.

Messeinheit Carr: 1 Carr = 0,08 mg/dl Wasserstoffsuperoxid im Blutserum

CARR d-ROMs-Test	Bewertung	Carr BAP
< 250	optimal	> 2200
250-300	gut	2200-2000
300-320	Durchschnitt	2000-1800
320-340	bedenklich	1800-1600
340-400	mangelhaft	1600-1400
400-500	schlecht	1400-1200

Tabelle 4: Bewertung der Resultate im Blut

Es gibt noch weitere Methoden, zum Beispiel die TEAC (Trolox Equivalent Antioxidative Capacity). Bei der Messung dient das Vitamin-E-Derivat Trolox als Vergleichssubstanz. Das ist eine photometrische Methode. Damit kann man Stoffe, aber auch biologisches Material, z. B. Blut, untersuchen. Zur Bestimmung der Antioxidantienkapazität wird sie häufig angewendet, z. B. auch im Blut.

Oder die ORAC-Methode (Oxigen Radical Absorbance Capacity). Sie untersucht die fluoreszierenden Eigenschaften des oxidativen Stresses. Diese Methode wird zur Messung der Antioxidantienkapazität in Lebensmitteln verwendet. Da die Bioverfügbarkeit der Lebensmittelproben unbekannt ist, kann keine Aussage über die gesundheitsfördernden

Eigenschaften getroffen werden. Dies wird leider unter dem Aspekt des Lebensmittelmarketings gemacht.

107_Können sich Bleivergiftungen im Mund reflektieren?

Im ausgeprägten Stadium einer Bleivergiftung zeigt sich eine Blaufärbung des Zahnfleisches. Der Blausaum des Zahnfleisches (Schiefergrau bis Schwarzblau) ist ein typisches Zeichen für eine Bleivergiftung.

108_Sind Zahnmetalle an Autoimmunerkrankungen beteiligt?

Unser Immunsystem ist normalerweise in der Lage, körperfremde Substanzen und Krankheitserreger zu erkennen und zu bekämpfen. Ist diese Funktion gestört, greift es auch körpereigene Eiweißstrukturen an. Wenn körpereigenes Gewebe zum Beispiel mit Metallen und/oder Toxinen in Kontakt gerät, kann sich seine Eiweißstruktur so verändern, dass das Immunsystem es nicht mehr als eigen erkennt und daher angreift.

In seiner veröffentlichten Arbeit „Metal ion induced autoimmunity, Current opinion. In: Immunology 1995, 7: 831-838“ stellte Prof. Ernst Gleichmann, Universität Düsseldorf, fest:

„Zwar stammen die meisten Daten zur metallverursachten Autoimmunität aus Tierversuchen, aber die Ergebnisse lassen keinen Zweifel daran, dass Schwermetallionen autoreaktive T- und B-Zellen aktivieren können. Inwieweit dies auch für menschliche Autoimmunerkrankungen relevant ist, lässt sich derzeit jedoch nur schwer beurteilen.“

Metall	Manifestation	Spezies	Antigen	Referenz
Quecksilber	Glomerulonephritis (GN)	Ratte	Glomeruläre Basalmembran	Druet 1989
	Immunkomplex-GN (IC-GN)	Maus	Fibrillarin	Hultmann 1996
				Pollard 1997
	Glomerulonephritis	Ratte	Laminin	Kosuda1998
	Lupus erythematodes (SLE)	Mensch/Maus	Zellkern, Basalmembran	Yoshida 1993
	Immunkomplex-GN		Laminin	Herrstro 1996
				Hultmann 1994
Silber	Immunkomplex-GN	Maus	Fibrillarin	Johansson 1997

Metall	Manifestation	Spezies	Antigen	Referenz
	Thyreoditis	Mensch	Thyreoglobulin	Shimizu 1997
Gold	Glomerulonephritis	Mensch	Glumeruläre Basalmembran	Shimizu 1997
	Lupus erythematodes (SLE)	Ratte		Wolfreys 1997
	Arthritis	Ratte		Tournade 1991
Cadmium	Glomerulonephritis	Mensch/Ratte	Glumeruläre Basalmembran	Hall 1989
	Glomerulonephritis	Maus	Laminin, Zellkern	Bigazzi 1992
Chrom		Mensch	Laminin	Bernhard 1987
	Lupus erythematodes (SLE)	Mensch	Zellkern	Kilburn 1992
	Pemphigus	Mensch	Interzellular-substanz	Tsankov 1990

Tabelle 5: Wissenschaftliche Forschungsergebnisse zur Metall indizierten Autoimmunität

Wie Autoimmunkrankheiten entstehen ist bis heute (2018) jedoch nicht abschließend geklärt. Die meisten Wissenschaftler sind sich jedoch einig, dass mindestens 3 Faktoren zusammentreffen müssen.

1. Die genetische Veranlagung

   Statistisch bewiesen gibt es eine familiäre Häufung von Autoimmunerkrankungen. Dies wurde zum Beispiel in Zwillingsstudien nachgewiesen.

2. Umweltfaktoren

   Wie hier beschrieben die Metalle bzw. Zahnmetalle an Füllungen (Amalgam), Kronen und Brücken (Gold, Palladium, Silber …) und Metallprothesen (Chrom, Kobalt, Molybdän …). Andere Faktoren wie chemische Umweltgifte, Viren, Bakterien, Stress, Drogen, Medikamente und alle technischen elektromagnetischen Strahlungen, d. h. alle Funkwellen der Telekommunikation werden diskutiert.

3. Leaky-Gut

   Alessio Fasano veröffentlichte 2012 in Clinical Rewies in Allergy Immunology eine interessante Studie, in der er den Zusammenhang zwischen Leaky-Gut und Autoimmunerkrankungen aufzeigte. Lesen Sie dazu auch noch mal die Fragen 3 „Was ist das

Leaky-Gut-Syndrom?“ und Frage 4 „Warum sollte Ihr Zahnarzt auch an das Leaky-Gut-Syndrom denken?“

Es gibt hunderte von Autoimmunkrankheiten, deshalb seien hier nur einige aufgezählt wie: Thyreoiditis (Schilddrüse) – Hashimoto, Diabetes mellitus Typ I, Lupus erythematodes, Morbus Basedow, Multiple Sklerose, Rheumatisches Fieber und die Psoriasis. Jede schwere Infektionskrankheit kann eine Autoimmunität hervorrufen.

109_Haben Zahnmetalle Wechselwirkungen mit dem weiteren Magen-Darm-Trakt?

Metalle werden über die Speiseröhre und den Magen letztendlich in den Darm transportiert. Sie gelangen in verschiedenen physikalischen bzw. chemischen Formen in den Darm:

- als Metallpartikel aus mechanischem Abrieb
- als korrodiertes Metall in Ionenform
- als anorganisch oder organisch gebundenes Metall (z. B. Methylquecksilber)
- als dampfförmiges Metall (z. B. Quecksilberdampf)

Je nach Zustandsform wird das Metall im Darm unterschiedlich aufgenommen.

Substanziell geschluckte Metallpartikel werden in der Regel unresorbiert wieder ausgeschieden.

Ionisierte Metalle haben eine erhöhte Resorption aus dem Darm durch dessen Darmwand zu den Zellen.

Offensichtlich können Darmbakterien anorganische Metalle methylieren. Beteiligt an diesen Prozessen sind u. a. Streptokokken, Chlostridien und Hefepilze.

110_Warum ist gesunde Langlebigkeit nur mit einem giftfreien menschlichen Körper möglich?

Wer gesund bleiben möchte und eine gesunde Langlebigkeit wünscht, muss immer frei von Giften und Stoffwechselabbauprodukten sein. Ein Experiment des französischen Nobelpreisträgers Prof. Dr. Alexis Carrel (1873-1944, Nobelpreis 1912) zeigt uns, dass gesunde Langlebigkeit nur dann möglich ist, wenn sich keine „Gifte“ oder, wie er feststellte, keine giftigen Stoffwechselendprodukte in unserem Körper befinden.

Carrel hatte embryonale Hühnerzellen in einer Lösung bewahrt, in der die entsprechenden Naturstoffe enthalten waren. Um die Stoffwechselabbauprodukte zu beseitigen, wechselte er täglich die Lösung. Während Hühner normalerweise ca. 7 Jahre leben, lebten diese Hühnerzellen 29 Jahre. Sie hätten sicherlich noch länger gelebt, wenn nicht ein Assistent von Alexis Carrel vergessen hätte, die Lösung täglich zu erneuern. **Das war das Grundlagenexperiment für die Detoxhygiene**.

Dr. Carrel zog aus seinen Beobachtungen die Schlussfolgerung, dass bei Beseitigung der Abbauprodukte (im Sinne einer Entgiftung) der Alterungsprozess verhindert werden kann. Carrel vertrat die Auffassung, dass die Auslösung des Alterns durch die Ansammlung von Schadstoffen im Organismus bewirkt wird. Die Erkenntnisse von Dr. A. Carrel wurden später von Ärzten wiederholt bestätigt. Deshalb gehört die Detoxhygiene zum gesunden Lebensstil und zum jugendlichen Älterwerden. Der Naturzeolith gilt als das beste Detoxmittel.

111_Was ist Mundgeruch und wie entsteht dieser?

Rund 25 % der Bevölkerung leiden unter Mundgeruch (Halitose). Man versteht darunter jedoch nicht die Knoblauchausatmung, die Schnapsfahne oder den Qualmatem eines Rauchers, sondern die permanent fauligen schwefelartigen Gase, die einem entgegenmüffeln. In rund 90 % der Fälle findet sich die Ursache in der Mundhöhle. Oft führt allein eine mangelnde Mundhygiene zu Mundgeruch, weil Speisereste nicht entfernt werden und sich allmählich zersetzen. Obwohl viele Patienten die Zähne gründlich putzen, können auch sie

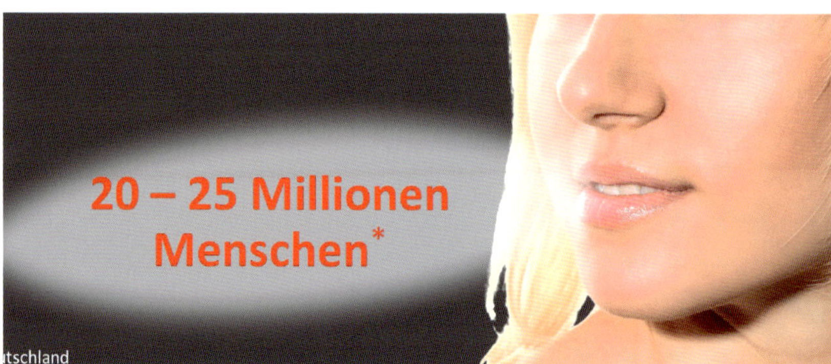

Abbildung 48: Mundgeruch – fast schon ein Volksleiden (Wellregain 2018)

unter Mundgeruch leiden, wenn sie z. B. vergessen, die Zunge täglich zu reinigen. Wissenschaftliche Studien gehen davon aus, dass mit ca. 40 % die Zunge als Hauptentstehungsort für Mundgeruch verantwortlich ist, weil hier die entsprechenden Bakterien nicht entfernt werden.

Mundgeruch ist auch als Zeichen einer gestörten Mundflora anzusehen. Normalerweise leben in einer gesunden Mundhöhle aerobe Bakterien, die auf Sauerstoff angewiesen sind. Diese verhindern durch Verdrängung die Vermehrung der Fäulnisbakterien, welche anaerob sind, also ohne Sauerstoff auskommen.

Wird jedoch im Mund-, Zungen- und Rachenbereich, bedingt durch falsche Ernährung, Alkohol, Nikotin, unzureichende und falsche Mundhygiene, das Biotop zerstört, kann sich Mundgeruch schneller entwickeln.

Die im Übermaß angesiedelten anaeroben Bakterien zersetzen Eiweißreste der täglichen Nahrung und dabei entstehen dann die übelriechenden Schwefel-Eiweiß-Zerfall-Gase.

112_Kann man Mundgeruch messen?

Selber kann man ganz einfach in seine Hand hauchen, aber auch über den Handrücken lecken und den Speichel antrocknen lassen. Riecht dieser dann nach kurzer Zeit schwefelartig, hat man ein eindeutiges Zeichen. In Arzt- oder Zahnarztpraxen gibt es sogenannte „Halimeter“. Diese sind Sulfidmonitore, mit denen man die Konzentration flüchtiger Schwefelverbindungen messen kann.

113_Wie können Zeolithe bei Mundgeruch helfen?

Zeolithe helfen auf vielfältige Art und Weise bei Mundgeruch.

1. Da Zeolith Gase bindet, werden natürlich auch die übelriechenden schwefelartigen Gasverbindungen der Eiweißzersetzung resorbiert.
2. Zeolith hat positive Wirkung auf den pH-Wert und das Säure-Basen-Gleichgewicht, wodurch die Mundflora unterstützt wird und sich Fäulnisbakterien nicht so leicht im Mundraum ansiedeln können.
3. Zeolith hat eine entzündungshemmende Wirkung und unterstützt die Wundheilung. Selbst Raucher berichten, dass sie nach Mundspülungen bzw. Lutschen von MANC/Zeolith Kautabletten ihren üblen Raucheratem umgehend für einige Zeit verlieren. Ähnliches wird nach Knoblauch und Alkoholverzehr berichtet.

114_In welcher Form können Zeolithe bei Mundgeruch eingesetzt werden?

1. Als Mund- und Rachenspülung.
   a. 3 g Zeolith im 200 ml Wasserglas auflösen.
   b. Schluckweise aufnehmen, gut im Mund- und Rachenraum gurgeln, aber auch kräftig durch die Zahnzwischenräume pressen, dann ausspucken oder runterschlucken und den nächsten Schluck nehmen und wie beschrieben wiederholen, bis das Glas leer ist. Der ganze Vorgang sollte sich auf mindestens 5 Minuten verteilen.
2. Mit einer Zeolith/MANC Zahnpasta oder auch Suspension die Zähne für mindestens 3 Minuten putzen.
3. Auf den Zungenrücken Zeolith/MANC-Pulver einmassieren, ca. 1 Minute einwirken lassen und mit einem Zungenschaber abziehen. Dies so oft wiederholen, bis der Zungenrücken blassrosa ist.
4. Medikamenten-Träger-Zahnschienen anfertigen lassen und abends nach dem Zähneputzen diese mit MANC Suspension befüllen und für eine halbe Stunde einwirken lassen.
5. 1,5 bis 2 Liter Wasser über den Tag verteilt mit darin aufgelöstem Zoelith/MANC trinken.
6. Lutsch- bzw. Kautabletten von Toxaprevent Halistop über den Tag verteilt verzehren, besonders wenn der Wunsch nach frischem Atem entsteht und man versucht ist, mit einem Kaugummi oder Pfefferminzbonbon den schlechten Atem zu bekämpfen.

115_Was ist von handelsüblichen Zahnpasten zu halten?

Täglich greifen wir mindestens einmal zur Zahnpastatube, um uns gründlich die Zähne zu putzen. Doch in den handelsüblichen Zahncremes können sich einige belastendende und für die Gesundheit gefährdende Inhaltsstoffe befinden.

Obwohl die Zahnpasta normalerweise nicht geschluckt wird (anders bei Kindern), werden ihre nicht immer harmlosen Inhaltsstoffe über die Schleimhäute bzw. unter der Zunge (siehe auch Frage 31) aufgenommen und können so besonders schnell in den Blutkreislauf gelangen. Auf folgende als gesundheitsgefährdend eingestufte Zutaten und Stoffe sollten Sie besonders achten:

1. **Triclosan** ist ein chemisches Desinfektions- und Konservierungsmittel. Es vernichtet Mikroben aller Art. Es zerstört nicht nur schädliche Bakterien, sondern auch eine

gesunde Mundflora. Außerdem wird Triclosan nachgesagt, dass es die Entstehung von Supererregern fördert.

2. **Natriumlaurylsulfat** ist ein Tensid oder auch Schäumungsmittel. Es gilt als allergieauslösend und hautreizend. Es soll dazu beitragen, die schützende Schleimhaut des Mundes auszutrocknen, so dass es zu Reizungen, kleinen Geschwüren und zur Aphtenbildung kommen kann.
3. **Parabene** sind Konservierungsmittel. Gängige Beifügungen sind Methyl-, Ethyl-, Propyl-, Butyl-, Benzyl-Parabene. Es gibt aber auch Bezeichnungen, die nicht immer den Zusatz „Parabene" enthalten wie: Hydroxybenzolsäure, PHB-Ester, Oxybenzolsäure, Parahydroxybenzoat etc. Parabenen wird nachgesagt, dass sie sehr allergen sind, aber möglicherweise auch krebserregend. Untersuchungen von Brustkrebsgewebe hat gezeigt, dass dort Parabene nachgewiesen wurden. Parabene stehen auch im Verdacht, den Hormonhaushalt zu beeinflussen. Sie ähneln dem weiblichen Sexualhormon Östrogen ähnlich wie das Bisphenol A in Kunststoffen.
4. **PEGs** (Polyethylenglykole) sind Emulgatoren, die der Zahncreme zu einer einheitlichen Konsistenz verhelfen, damit beim Herausdrücken aus der Tube nicht nur zuerst das Wasser heraus kommt. PEGs machen die Schleimhäute durchlässiger und erhöhen damit die Gefahr, noch mehr Schadstoffe aufzunehmen.
5. **Fluoride** sollen die Zähne vor Karies schützen. Die Diskussion darüber ist fast so alt und ähnlich konträr wie beim Amalgam. Erste Untersuchungen gab es 1938. Fluorid wird hauptsächlich über die Darm- und Mundschleimhaut aufgenommen. Je nach aufgenommener Menge soll die Hälfte wieder mit dem Urin ausgeschieden werden. Ein großer Teil wird jedoch im Skelett, in den Organen und im Bindegewebe gespeichert. Bei Patienten mit Nireninsuffizienz ist die Retention in den Geweben jedoch erhöht. Bedenklich ist auch ein durch Studien belegter Potenzierungseffekt bei toxischen Wirkungen von Schadstoffen. Wissenschaftlich erwiesen ist die Entstehung bei Amalgam und Fluorid zu einem hochtoxischen Quecksilberfluorid. Ähnliche Potenzierungseffekte sollen auch für Belastungen aus Kunststofffüllungen gelten.
6. Weitere bedenkliche Zusatzstoffe sind **künstliche Süßstoffe** und beigefügte **Aromen**.
7. **Titandioxid** ist ein Stoff der die Zahnpasta hell macht. Gleiches gilt auch für die meisten Arzneimittel bzw. weiße Tabletten, denen der Stoff nur zugefügt wird, damit er uns vorgaukelt, wie rein bzw. gesund die Tablette ist. Er kommt übrigens auch in Kaugummi vor. Erst im Januar des Jahres 2017 zeigten französische Forscher in der Fachzeitschrift „Nature", dass dieses Farbpigment (E171) bei Ratten schädliche Auswirkungen auf das Immunsystem hat. Ebenso soll es die Entstehung von Krebs fördern. Es kann die Darmbarriere durchbrechen und ins Blut gelangen, ist aber auch in der Lage, Darmentzündungen hervorzurufen (Gefahr bei der Einnahme vieler Tabletten).

FAZIT: Warum also beim täglichen Zähneputzen die Gesundheit schädigen? Stattdessen können wir uns mit Zeolithpulver oder Suspension oder aber auch MANC-Zahnpasta frei von Schadstoffen die Zähne putzen. Wir sollten jedoch auf den RDA-Wert achten: damit wir nicht abrasiv (abtragend) den Zahnschmelz bzw. das Dentin (Zahnbein) schädigen.

116_Was ist der RDA-Wert oder kann man sich bedenkenlos mit Zeolithpulver oder Suspension die Zähne putzen?

RDA steht als Abkürzung für Abrasion von radioaktivem Dentin. Es ist ein Verfahren zur Messung der abtragenden Wirkung (Abrasion) von Stoffen auf das Dentin (Zahnbein). Die Bundeszahnärztekammer gibt folgende Einteilung der RDA-Werte an:

- über 100 als stark abrasiv
- 70 bis 80 als mittel abrasiv
- 30 als gering abrasiv

Manches als Raucherzahnpasta oder Aufhellungscremes beworbene Produkt weist RDA-Werte von über 100 auf.

Hohe Abrasivitäten führen auch bei Amalgamfüllungen zu einer stärkeren Freisetzung von Quecksilber. Durch starke Abrasionen können freiliegende Zahnhälse und keilförmige Defekte entstehen. Empfehlenswert für die regelmäßige Anwendung sind also Zahnpasten mit RDA-Werten zwischen 35 und 70.

Bei dem allgemein auf dem Markt befindlichen Zeolithpulver oder Suspensionen ist der RDA-Wert nicht bekannt. Lediglich die Präparate der Firma Froximun haben nach heutigem Stand (2018) ihre Präparate überprüfen lassen und eine Zahnpasta auf MANC-Basis entwickelt mit einem RDA-Wert von etwa 35.

117_Sind Prothesenkleber bzw. Haftcremes unbedenklich?

Zur Verbesserung des Prothesenhalts einer Zahnprothese gibt es verschiedenen Haftmittel im Handel. Dazu zählen Haftcremes, Haftpulver, Haftkissen, Haftstreifen und Haftgele. Ähnlich wie bei handelsüblichen Zahncremes gibt es eine Vielzahl von Inhaltsstoffen, die auch ein Risiko für die Gesundheit darstellen können.

So kommen z. B. immer wieder kontroverse Diskussionen zum Inhaltsstoff Zink auf. Zink soll die Haftwirkung von Haftcremes verstärken; zudem ist Zink normalerweise ein

Spurenelement, welches wir benötigen. Zu hohe Zinkdosen können jedoch zu einem Kupfermangel führen, da Zink die Aufnahme von Kupfer hemmt.

So kann es zu einem Kupfermangelsyndrom kommen, welches als Begleiterscheinung häufig zu Nervenirritationen führt, wie Taubheitsgefühl, Kribbeln oder Schwäche in Armen und Beinen. Auch Gleichgewichtsstörungen sowie Schwierigkeiten beim Gehen können mögliche Folgen sein.

Wenn vielleicht schon ein Zinkpräparat eingenommen wird, kann es schnell zu einer Zinküberdosis kommen.

Auch bestimmte Klebstoffe wie Methylvinyläther und Maleinsäureanhydrid können zu gesundheitlichen Beeinträchtigungen wie brennendes Gefühl, Durchfall und Bauchschmerzen führen, wenn sie in größeren Mengen verschluckt werden.

Manchen Zusätzen wird auch eine Beteiligung am Entstehen von Diabetes, Morbus Crohn oder gar Krebs nachgesagt. Die universitäre Studienlage dazu ist jedoch nicht eindeutig.

118_Welche Alternativen zu den handelsüblichen Haftmitteln gibt es?

Grundsätzlich sollten Haftmittel so wenig wie möglich verwendet werden. Einige Haftmittelhersteller verzichten auf eine Reihe bedenklicher Stoffe, jedoch ist das Erkennen auf den Beipackzetteln oft sehr schwierig.

Alternativ können Sie auch Zeolithpulver bzw. Suspensionen benutzen. Sollte die Haftkraft damit jedoch nicht genügend sein und Sie müssen eine schadstoffreduzierte Haftcreme benutzen, sollten Sie so wenig wie möglich nehmen und zusätzlich nach dem Auftragen auf die Prothese diese mit Zeolithpulver betreuen.

119_Was kann man tun, wenn ständig unter der Prothese Entzündungen sind?

Kommt es durch das Tragen von herausnehmbaremZahnersatz zu unerwünschten Mundschleimhautentzündungen, spricht man von einer Prothesenstomatitis (stoma = Mund, -itis = Entzündung). Als Ursache für die Entstehung von Druckstellen und einer möglicherweise daraus resultierenden Prothesenstomatitis gelten zumeist folgende Punkte:

- schlechter Sitz bzw. geringe Stabilität der Prothese
- Veränderungen des Prothesenlagers auf dem Kiefer bzw. Gaumen

- unzureichende Mund-Prothesenreinigung
- längere Antibiotika- oder Cortison-Einnahme sowie Strahlentherapie, aber auch verschiedenste Medikamente
- Besiedelung mit Pilzen, Bakterien auf der Prothesenbasis
- Materialunverträglichkeit, Allergien

Ein optimaler Sitz der Prothese ist das A + O, um sich vor Druckstellen zu schützen und eine gute Randabdichtung verhindert, dass sich Speisereste unter der Prothese sammeln, denn auch diese, wenn es z. B. Körner sind, können zu wunden Stellen führen. Auf der Prothesenbasis bzw. der Fläche, die der Schleimhaut aufliegt, bildet sich ein besonderer Biofilm, der sich vom Biofilm auf den Zähnen unterscheidet. Er ist häufig besonders reich an Pilzansiedlungen und bestimmten Bakterien wie z. B. Staphylokokken. Dieser Biofilm ist oft auf der Prothese nicht mit dem Auge wahrnehmbar, umso wichtiger ist es, die Prothesenunterseite besonders gut zu reinigen. Dies gelingt besonders gut mit MANC-Puder und einer speziellen Prothesenbürste.

120_Welche schnelle Hilfe gibt es bei einer herausgebrochenen Füllung?

Oft brechen Füllungen durch Überbelastung aber auch kariesbedingt heraus. Diese auftretenden Löcher sind dann häufig schmerzempfindlich, scharfkantig und es setzen sich leicht Speisereste fest. Sollten Sie nicht gleich einen Zahnarzt aufsuchen können, ist zu empfehlen diese Aushöhlung gründlich zu reinigen und diese selbst provisorisch zu verschließen. Dazu nehmen Sie eine oder zwei MANC Kautablette (Halistop von der Fa. Froximun) und beißen diese kräftig in die Kavität ein. Da sich diese natürlich durch den Speichel bedingt langsam wieder auswäscht, müssen Sie dieses öfters wiederholen. Sie verhindern dadurch ein Einbeißen von Speiseresten und schützen so das Dentin vor weiterer Karies.

Ebenso wird durch das im Kaubonbon enthaltene Stevia eine weitere Kariesentstehung unterbunden, da Stevia einen negativen Einfluss auf Kariesbakterien hat.

121_Welche schnelle Hilfe gibt es bei einem herausgelösten Zahnprovisorium?

Reinigen Sie den Zahnstumpf und das Innere des Kronen- bzw. Brückenprovisoriums von den provisorischen Zementresten gründlich. Anschließend befüllen Sie die Provisorien mit

MANC-Suspension, indem Sie diese nun gleichmäßig auf die Provisorien-Innenwände dünn mit einem Zahnstocher oder ähnlichem streichen.

Die Suspension beruhigt die Dentinwunden, indem durch Ionenaustausch Kalzium zur Verfügung gestellt wird und die freiliegenden Dentinkanälchen geschützt werden.

Mit dem Essen und Trinken sollten Sie danach mindestens eine halbe Stunde warten.

Manchmal kommt es auch vor, dass neu angefertigte Provisorien etwas freiliegen und empfindlich sind. Dann können Sie auch hier die Suspension äußerlich auftragen und der Zahn wird sich schnell beruhigen.

122_Was sind Parodontopathien?

So werden Erkrankungen des Parodontium bezeichnet. Frei übersetzt bedeutet es Zahnhalteapparat bzw. Zahnbett (griechisch: paro = neben, dentium = Zahn).

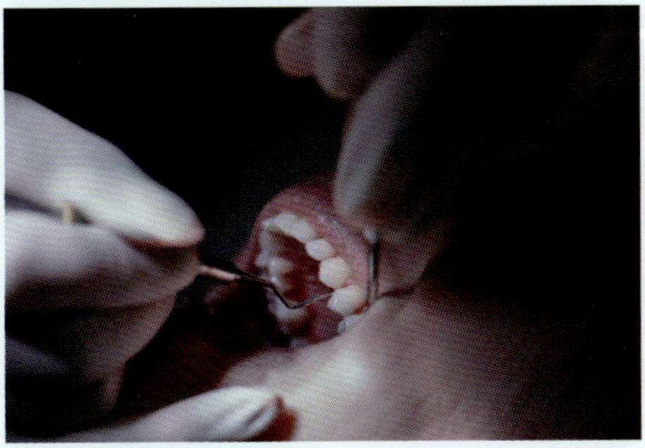

Abbildung 49: Untersuchung auf Parodontopathien

Zum Parodontium gehören:

- Zahnfleisch (Gingiva), Schleimhaut
- Zahnzement
- Wurzelhaut
- Zahnhaltefasern
- Zahnfach (Alveole)
- Kieferknochen

Die leichteste Form einer Parodontopathie ist die **Gingivitis**, also eine Entzündung, die sich nur auf die den Zahn umgebende Schleimhaut (Gingiva) begrenzt. Man erkennt sie am dunkelrot gefärbten Zahnfleisch.

Unter einer **Parodontitis** versteht man die Entzündung des gesamten Zahnhalteapparates und damit ein tiefergreifendes Geschehen, das oft zum Abbau der Strukturen führen kann. Die Folge davon können vermehrte Lockerung der Zähne, tiefe Zahntaschen, Schwellungen mit Schmerzen und Eiterbildung sein.

Die **Parodontose** ist der entzündungsfreie Abbau bzw. die Degeneration des Zahnhalteapparates. Oft geht ihr eine Gingivitis oder Parodontitis voraus.

123_Was sind die Ursachen von Parodontopathien?

Hier muss man zuerst unterscheiden zwischen den lokalen Erkrankungen, also den einzelnen Zähnen, und dem generalisierten Erscheinungsbild, also an nahezu allen Zähnen.

Zur lokalen, also unphysiologischen Reizung kommt es meist im Zusammenhang mit der verminderten Möglichkeit einer optimalen Mundhygiene. Es entsteht ein Nährstoffboden für eine lokale bakterielle Anhaftung. Häufig wird dies verursacht bei der Bildung von Zahnstein und Konkrementen oder aber auch durch abstehende Füllungsränder. Die Therapie besteht in der Beseitigung der Ursache (Zahnsteinentfernung, Füllungs- und Kronenerneuerung).

Begleitend sollte hier auch ein Auftragen von MANC-Suspension stattfinden, um das Abheilen zu beschleunigen (siehe Frage 65).

Auch galvanische bzw. korrosive Zersetzung (siehe Fragen 97, 98) kann zu entzündlichen Veränderungen führen.

Die generalisierte Entzündung der Parodontien kann sehr vielfältige Ursachen bzw. Ko-Faktoren haben.

Hier spielt neben einer mangelhaften Zahnpflege häufig eine Entgleisung des Mundmilieus mit einer negativen Veränderung der Mundflora die Hauptrolle. Aus einer Symbiose entsteht eine Dysbiose. Eine gesunde Mundflora weist bei parodontal Gesunden überwiegend grampositive aerobe Bakterien und wenig gramnegative anaerobe Bakterien auf. Bei parodontal Erkrankten ist dies häufig umgekehrt.

Neben der veränderten Mundflora spielen viele andere Faktoren eine mitentscheidende Rolle bzw. beeinflussen auch eigenständig das Mundmilieu (Biotop).

Ein besonderes Augenmerk sollte man auch seiner Ernährung schenken. Zahnfleisch und Zahnhalteapparat bleiben gesund, wenn wir uns von Frischkost bzw. Vollwertkost ernähren (andere Ko-Faktoren müssen gering sein). Diese Kost versorgt uns und unser Zahnfleisch optimal mit lebensnotwendigen Vitaminen, Mineralstoffen und Enzymen. Unter anderem kann ein Mangel an Vitamin C, D, A, E, Coenzym Q, Folsäure, SiO_2, Flaronoide, Selen, Zink, Kupfer, Chrom und Magnesium negative Folgen haben.

Häufiger Verzehr zuckerreicher Nahrung verursacht nicht nur Karies, sondern lässt auch den Zahnbelag rasch wachsen, besonders am Zahnfleischsaum, wo man mit Zahnbürste und Zahnseide schlecht hinkommt.

Die Bildung von Zahnbelag wird weniger durch die Zuckermenge, sondern eher durch die häufige Zuckeraufnahme begünstigt (ebenso bei der Kariesentstehung).

Aus Zahnmetall-Legierungen wie Gold und Amalgam treten Metalle aus und werden besonders im Zahnfleisch, Zahnhalteapparat und Kieferknochen eingelagert. Metalle können ein Enzym- bzw. Zellgift sein.

Besonders kritisch sind Füllungen und Zahnersatz, die direkt bis an das Zahnfleisch heranreichen und es berühren, so dass die Metall-Ionen direkt in das Zahnfleisch wandern können (siehe auch Fragen 97-99)

Auch Kunststofffüllungen dicht am Zahnfleisch haben eine Problematik bezüglich der Parodontitis, denn auf Kunststoffen lagern sich gerne Bakterien an, weil sie den Kohlenstoff des Kunststoffes verstoffwechseln können bzw. sich davon ernähren.

Erkenntniswert sind auch die wissenschaftlichen Untersuchungen von Prof. Wendt, der die Parodontose als eine „Eiweißspeicherkrankheit" bezeichnet. Er hat den Eiweißstoffwechsel im menschlichen Organismus erforscht und gelangte zu der Erkenntnis, dass tierisches Eiweiß durch eine jahrelange Überversorgung im Bindegewebe und in den Blutgefäßen (Kapillaren, Kleinstblutgefäße) krankhaft abgelagert wird und somit die Parodontose begünstigt.

Der krankhafte Vorgang der Eiweißspeicherung ist laut Prof. Lothar Wendt reversibel und kann durch Eiweißfasten und einer entsprechenden Ernährungsumstellung zum Teil wieder rückgängig gemacht werden.

124_Wie helfen Zeolithe bei empfindlichen Zähnen?

Temperaturempfindliche aber auch säure- und süßempfindliche Zähne können entstehen, wenn sich das Zahnfleisch am Zahnhals zurückzieht. Auch zu intensives Zähneputzen z. B. mit einer abrasiven Zahnpasta (siehe Fragen 115, 116) kann dazu führen, dass der Schmelz weggebürstet bzw. weggeschrubbt wird. Nun liegt das Dentin (Zahnbein) frei. Das Dentin ist von zahlreichen haarfeinen Kanälchen, den sogenannten Dentintubuli, durchzogen, die mit dem Inneren des Zahnes, dem Zahnnerv (Pulpa), verbunden sind.

Trägt man nun MANC-Suspension auf diese Zahnhälse mit ihren millionenfachen Kanälchen (Tubuli) auf, so werden durch Ionenaustausch Mineralstoffe, z. B. Calzium + SiO_2 (Siliziumdioxid), aus dem Zeolith an die bzw. in die Tubuli abgegeben.

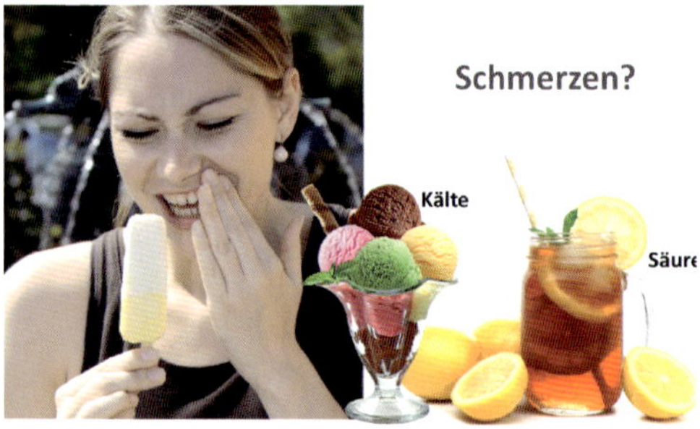

Abbildung 50: Empfindliche Zähne: Wer genießen will muss leiden [Akademie Bauen-Wohnen-Gesundheit 2018]

Durch Verschließung der Kanälchen kommt es zur Reduktion des Reizes. Je mehr Kanälchen verschlossen werden, desto stärker nimmt der Reiz ab.

125_Welche Aufgaben hat der Speichel?

Der Speichel stellt ein wichtiges Schutzsystem für die Zähne und die Mundschleimhaut dar und dient damit der Aufrechterhaltung des ökologischen Gleichgewichts im Biotop Mundhöhle. Zur ständigen Regeneration der Zähne enthält er alle notwendigen Mineralbestandteile in gelöster Form.

Außerdem enthält er beschichtende, schützende und Säure abpuffernde Bestandteile. Jede Beeinträchtigung des Speichelflusses bedeutet eine Erhöhung des Kariesrisikos. Ein zu trockener Mund bedeutet oft auch Mundgeruch (z. B. am Morgen).

Der Speichel besteht etwa zu 99,4 % aus Wasser und nur zu 0,6 % aus Feststoffen. Aber diese Feststoffe sind besonders wichtig und puffern unter anderem auch die Säuren ab, die wir mit der Nahrung aufnehmen bzw. die bei Stoffwechselprozessen von Bakterien entstehen.

Der Speichel verfügt über drei Puffersysteme

- Bikarbonat–Puffersystem
- Phosphat–Puffersystem
- Proteinpuffer

Funktion	Beteiligte Speichelkomponenten
Spülfunktion	Gesamtflüssigkeit
Pufferung von Säuren	Bikarbonat, Phosphat, Proteine
(Re-) Mineralisierung	Fluorid, Kalzium, Phosphat, Statherin, PRPs
Beschichtung	Muzine, Glykoproteine
Antibakterielle Aktivität	Antikörper, Lysozym, Laktoferrin, Laktoperoxidase
Andauung der Nahrung	Amylase, Proteasen

Tabelle 6: Funktionen des Speichels

Eine besondere Bedeutung spielt der Speichel auch bei Wundreinigung und Heilung, nicht nur in der Mundhöhle (z. B. Spucke auf die Wunde oder den Mückenstich).

126_Was ist der pH-Wert?

Der pH-Wert ist das Maß für das saure oder basische Milieu im menschlichen Körper. Wissenschaftlich definiert man den pH-Wert als den negativen Logarithmus der Wasserstoff-Ionen-Aktivität. Er wird als eine dimensionslose Zahl von 1-14 angegeben. Je niedriger die Zahl, desto saurer ist das Körpermilieu. Je höher die Zahl ist, desto basischer ist das Milieu. pH 7 wird als neutral angegeben.

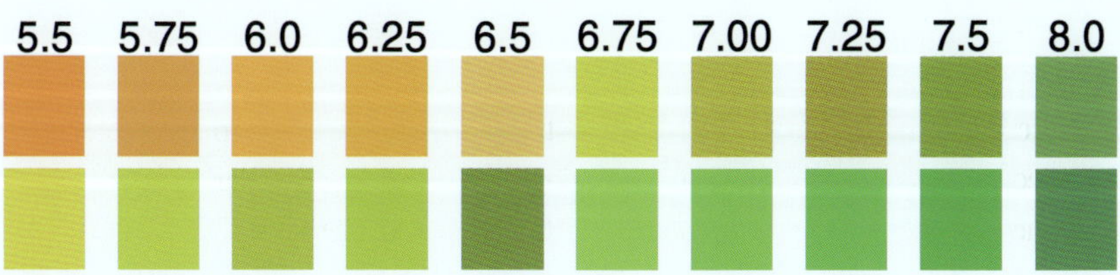

Abbildung 51: pH-Wert-Skala wie am Lakmus-Teststreifen angegeben.
gelb = saures Milieu
blau = basisches Milieu
[Quelle: Macherey-Nagel GmbH, Düren]

Gemessen wird der pH-Wert im Blut, Urin und Speichel (Routinemessung). Mittels Magen- und Darmsonde lässt sich der pH-Wert auch im Verdauungstrakt messen.

127_Welchen pH-Wert hat der Speichel?

Ein gesunder Speichel hat etwa einen pH-Wert zwischen 6,5 und 7,4. Eine einfache und einmalige pH-Wert-Messung des Speichels ist wenig aussagekräftig, da der Speichel mit zunehmender Sekretionsgeschwindigkeit alkalischer wird. Deshalb sollte man Tagesprofile über mehrere Tage anfertigen.

Ein ständig niedriger Speichel-pH-Wert könnte auch ein Hinweis für eine allgemeine Übersäuerung (Azidose) sein. Deshalb sollte man dann auch Blut- und Urin-pH-Wert-Untersuchungen durchführen lassen.

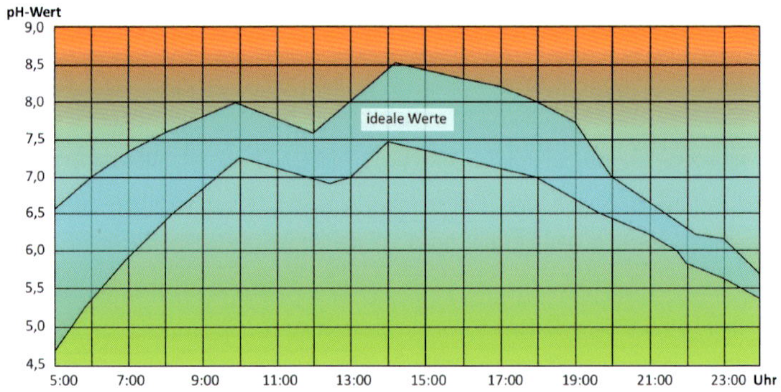

Abbildung 52: Der pH-Wert des Urins variiert über den Tagesverlauf [Akademie Bauen-Wohnen-Gesundheit 2018]

128_Wie beeinflusst Zeolith (MANC) den Speichel bzw. seinen pH-Wert zum Positiven?

Durch das Kauen bzw. Lutschen von MANC-Kautabletten (Halistop) wird nicht nur der Mundgeruch drastisch reduziert, sondern es wird auch die Speichelflussrate erhöht und damit die pH-Pufferkapazität verbessert. Gleiches kann man durch intensives Spülen und Schlürfen von in Wasser aufgelöstem Zeolith erzielen.

Schadstoffe im Mundraummilieu (Speichel) werden durch selektiven Ionenaustausch gebunden und gleichzeitig Mineralien bzw. Spurenelemente wie Silizium, Magnesium, Kalzium, Natrium und andere dem Speichel zur Verfügung gestellt (Mineraliendonator).

So kann durch Zeolith (MANC) indirekt auch Kariesprophylaxe erreicht werden.

Da Zeolithsuspensionen einen ähnlichen pH-Wert wie der Speichel haben, wird ein erniedrigter unphysiologischer pH-Wert verbessernd reguliert.

129_Sollte man Kindern statt Süßigkeiten lieber MANC-Kautabletten mit Stevia geben?

Ja, denn unsere Kinder wachsen heute in einer Welt voller Süßigkeiten auf. Für etwas zum Naschen sind Kinder oft ganz lieb und Süßigkeiten werden oft auch als Belohnung eingesetzt oder gar verschenkt und dabei sogar noch in schönes Geschenkpapier eingewickelt. Wir richten damit schon im frühen zarten Kindesalter die Sucht nach Zucker und schlechten Ernährungsgewohnheiten ein.

Nicht nur die Entstehung von Karies wird begünstigt, sondern Industriezucker ist auch ein Vitamin- und Mineralienräuber. So kann z. B. ein Mangel an Vitamin B den Körper dazu zwingen, seine Reserven anzugreifen, was speziell bei Kindern zu Konzentrationsschwächen und Müdigkeit führen kann. Außerdem bindet Zucker viele Mineralien uns unserer Nahrung.

Zur Verdauung von Zucker benötigt unser Körper vor allem Kalzium, Magnesium und Zink. Da der Zucker diese Mineralien nicht enthält, sucht sich der Körper die Mineralien anderswo.

Da das MANC der Kautablette ein Mineraliendonator, also Spender ist, entzieht es diese Mineralien nicht, sondern führt diese den Kindern zusätzlich zu. Stevia mit seinem süßen Geschmack beugt der Karies vor, indem es das Anhaften der Kariesbakterien am Zahn beeinflusst und den pH-Wert des Mundmilieus gemeinsam mit dem MANC verbessert.

3-5 Kautabletten können Kinder gerne pro Tag zu sich nehmen, auch gerne als Belohnung. Somit kann man komplett auf „Naschkram“ verzichten.

130_Was nehmen wir sonst noch alles über unseren Mund auf?

Da die Mundhöhle neben der Haut und der Nase die wichtigste Eintrittspforte (Wächter) unseres Ökosystems ist, sollten wir uns darüber im Klaren sein, womit wir sie täglich konfrontieren oder belasten.

Durch die Nahrung

Essen: Selbst „Bio“-Lebensmittel können belastend sein (auch immer noch durch Caesium, über 28 Jahre nach der Tschernobyl-Katastrophe). Auch Schwermetallbelastungen aus häufigem Fischverzehr sind nicht zu unterschätzen. Wer gerne Fisch isst, verzehrt ebenso Mikroplastik. Man bedenke auch die Vielzahl unserer Konservierungsmittel.

Trinken: Wasser als Lebenselixier ist von unterschiedlicher Qualität, ganz zu schweigen von allen Wohlstandsgetränken. Selbst Tee und Kaffee aus fernen Herkunftsländern sind nicht immer unbedenklich.

Auch gut gemeinte Nahrungsmittelergänzungsmittel können belastend sein, besonders wenn deren Herkunftsregion im asiatischen bzw. indischen Raum liegen. (TCM-, Ayurveda-Präparate).

Durch unsere Atmung

Da wir zu 30-40 % auch durch den Mund atmen, nehmen wir natürlich auch hierüber viele Schadstoffe auf. Diese Belastungen kommen nicht nur in der Außenluft durch Kohlekraftwerke, Autoabgase, Krematorien, Abfallverbrennungsanlagen und vieles mehr vor, sondern wir belasten uns auch sehr stark über die Innenluft. Nur einige Beispiele sind Ausdünstungen aus Farben, Möbeln, Stoffen, Deodorants aber auch Feinstaubbelastungen aus Tonerstäuben.

Durch Saugen

- Kinderschnuller (Nuckel) sind häufig durch den Weichmacher Bisphenol A belastet. Säuglinge und Kleinkinder reagieren besonders empfindlich auf diesen hormonartigen Stoff. Ist der Körper künstlichen hormonähnlichen Stoffen ausgesetzt, können diese das empfindliche Gleichgewicht der natürlichen Hormone stören. So steht Bisphenol A auch in Verdacht an Unfruchtbarkeit, Schädigung der Gehirnentwicklung und Brustkrebs (Brustimplantate) beteiligt zu sein.
- Auch über das Saugen und Nuckeln an Kleidung und anderen Textilien (Kopfkissen, Decken) können wir Schadstoffe in die Mundhöhle aufnehmen.
- Kinder sollten möglichst auch kein Spielzeug in den Mund nehmen.

Durch Kauen

Z. B. auf Bleistiften, Buntstiften, Malpinseln, Filzstiften, aber auch an dem heute selten gewordenen Kautabak.

Durch Musikinstrumente

Hier sind besonders die Blasinstrumente zu nennen, wie Flöte, Trompete, Saxophon und andere. Es verstarb z. B. ein britischer Dudelsackspieler in Großbritannien, weil er jahrelang sein Instrument nicht gereinigt hatte. Laut einem Bericht der Zeitschrift „Thorax“

waren der trockene Husten und die Atemnot, die dem Nichtraucher über sieben Jahre zu schaffen machten, auf Schimmelpilze in seinem Instrument zurückzuführen.

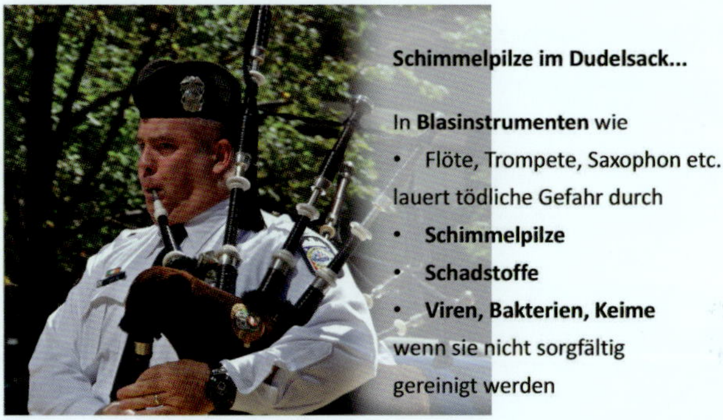
Schimmelpilze im Dudelsack...
In **Blasinstrumenten** wie
• Flöte, Trompete, Saxophon etc.
lauert tödliche Gefahr durch
• **Schimmelpilze**
• **Schadstoffe**
• **Viren, Bakterien, Keime**
wenn sie nicht sorgfältig
gereinigt werden

Abbildung 53: Reinigen der Musikinstrumente schützt vor Gesundheitsgefahren [Akademie Bauen-Wohnen-Gesundheit 2018]

Ebenso sind die Werkstoffe der Mundstücke wie Metall, Kunststoffe, Hölzer, Seiden und Hörner nicht immer bedenkenlos.

131_Haben Sie einen Zahnputzbecher aus Plastik?

Um alle Zahnputzutensilien wie Zahnbürste, Zahnpasta und Zungenschaber zu verstauen, nutzen viele Menschen den Zahnputzbecher. Ebenso eignet er sich für das Nachspülen beim Zähneputzen, wie auch dem Befeuchten der Zahnbürste oder gar zum Gurgeln mit Mundwasser.

Einen Zahnputzbecher aus Plastik gibt es in vielen Farben und sein besonderer Vorteil liegt darin, dass er nicht kaputt geht, besonders wenn kleine Kinder ihn benutzen. Sein Nachteil ist jedoch, dass er eine raue Oberfläche hat und in seinen Poren sich gerne Kalk, Bakterien und andere Keime absetzen.

Deshalb ist es wichtig, einen durchsichtigen Zahnputzbecher aus Glas zu benutzen, weil man dann auch von außen die Verunreinigungen sehen kann.

Nach dem Zähneputzen den Glasbecher gut ausspülen, etwas MANC-Pulver auf den feuchten Glasboden geben und anschließend gut trockenreiben. Jeden zweiten Tag gehört der Zahnputzbecher in die Spülmaschine.

Es gehört zur Grundregel, die Zahnbürste weder auf eine Ablage zu legen, noch kopfüber in den Becher zu stecken. Mehrere Personen sollten sich niemals einen Becher teilen.

132_Welchen Belastungen kann man auf dem Zahnarztstuhl ausgesetzt sein?

Beim Bohren und Schleifen entstehen in Verbindung mit Wasser Gemische aus festen und flüssigen Teilchen, genannt: Aerosole. Diese beinhalten die unterschiedlichsten Zahnmaterialien, wie Metalle und Kunststoffe, von denen die Zusammensetzung in der Regel oft nicht bekannt ist. Zusätzlich befinden sich in diesen Aerosolen durch die Behandlung aufgewirbelte Viren, Pilze und Bakterien sowie Desinfektionsmitteln. Die Folge ist ein Gemisch aus einer Vielzahl chemischer und biogener Stoffe – das davon ausgehende Gefährdungspotential ist nicht annähernd einzuschätzen.

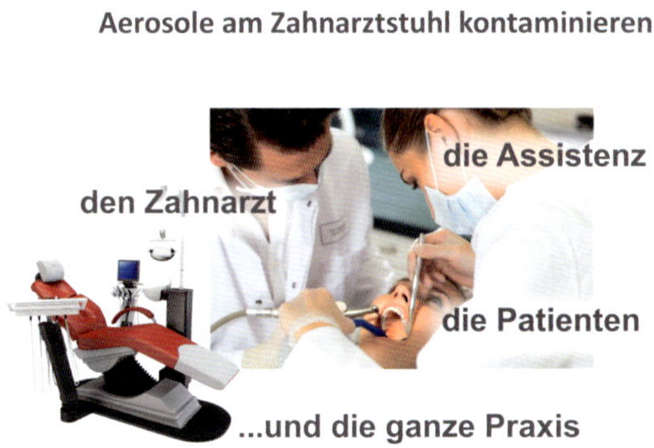

Abbildung 54: Aerosole sind eine häufig unterschätzte Gefahr (Wellregain 2018)

Diese unterschiedlichen Stoffe reichern sich besonders im Nasen-Rachenraum an, verteilen sich aber auch in der Raumluft. Hier können sie eine Gefahr nicht nur für den Patienten, sondern auch für den Zahnarzt und dessen Assistent darstellen.

Die Aerosole sedimentieren auf der Mundschleimhaut, durch Einatmen gelangen sie über die Schleimhäute von Nase und Augen oder direkt über die Gesichtshaut in den Körper. Dort können sie u. a. allergische Reaktionen, unspezifische Symptome oder gesundheitliche Befindlichkeitsstörungen auslösen.

Die eingesetzten Speichelsauger können zwar einen Teil des Speichels, Kühlflüssigkeit, Blut und Abriebpartikel entfernen, die Aerosole werden damit jedoch nur zu einem geringen Teil erfasst. Eine direkte gesundheitliche Gefährdung des Behandler-Teams ist durch das Tragen eines Mundschutzes zwar reduziert, die Aerosole kann dieser jedoch auch nur begrenzt absorbieren. Auch bei der zahnmedizinischen Prophylaxe, wie der professionellen Entfernung von Zahnstein, die mittels Ultraschall und Wasser erfolgt, entstehen diese gesundheitlich bedenklichen Gemische. Während man hier noch auf altbewährte Handinstrumente zurückgreifen kann, würde sich das beim Bohren und Schleifen schon schwieriger gestalten.

Daher ist zu empfehlen, dass der Patient vor Beginn der Behandlung seine Mundschleimhäute mit Zeolithen (MANC) benetzt: diese binden die auf den Schleimhäuten sedimentierenden Partikel der Aerosole. Bei der nach der Behandlung durchgeführten Spülung des Mundes werden die Sedimente dann aus dem Mundraum entfernt. Damit eventuelle Giftstoffe nicht über Nasen und Augen oder direkt über die Gesichtshaut in den Körper gelangen können, ist eine zielgerechte Luftführung einzusetzen, die dafür sorgt, dass sowohl die Patienten als auch das Behandlungsteam den größtmöglichen Schutz vor den gesundheitlich bedenklichen Aerosolen genießen können.

Lesen Sie hierzu auch die Fragen 90, 91.

Eine andere Lösung ist „Leitfähige Luft“. Hierbei handelt es sich um Luft, die mit einem hohen Anteil negativ geladener Sauerstoffionen angereichert ist – und zwar ohne dass bei der Erzeugung schädliches Ozon oder Schleimhaut reizende Stickoxide produziert werden. Das ist mit herkömmlichen Verfahren zur Luftionisierung nicht möglich.

Durch Leitfähige Luft wird einerseits die mit Schadstoffen beaufschlagte Luft (Aerosole) zielgerichtet abgeführt, andererseits werden auch Schadstoffe, die z. B. über Lüftungs- oder Klimaanlagen, über Fensterlüftung oder die Kleidungstücke der Beteiligten in die Raumluft eingetragen werden, gezielt abgeschieden.

Dieses ist besonders wichtig bei Patienten mit offenen Wunden, da durch die Absaugung im Mundraum ein Unterdruck entsteht, der ein erhöhtes Einströmen von mit Partikeln oder Keimen kontaminierter Luft bewirkt.

Durch Leitfähige Luft erhält man eine optimale Raumluftqualität, die zudem noch viele weitere Vorteile mit sich bringt:

Leitfähige Luft erhöht nachweislich die Sauerstoffsättigung des Blutes. Dadurch wird das vegetative Nervensystem aller Beteiligten harmonisiert: Die Patienten werden ruhiger, da Pulsfrequenz und Blutdruck sinken – die Behandlung ist für Patienten wesentlich angenehmer und das Behandler-Team wird aufmerksamer und leistungsfähiger.

Auch in Geschäfts- und Privatgebäuden ist die Luftqualität in der Regel nicht sehr gut. Auch hier ist der Einsatz von Leitfähiger Luft zu empfehlen, dann ist die Atemluft wie sie sein soll: Staubfrei, trocken, frei von Schadstoffen, geruchsneutral, mit hohem Anteil an negativen Luftionen.

Der erkrankte Patient muss geschützt werden und sollte auf dem Zahnarztstuhl nicht weiteren Gefahren ausgesetzt werden. Es gilt zu differenzieren, damit individuell auf den Patienten eingegangen werden kann.

133_Was kann außerdem getan werden, um die Belastungen auf dem Zahnarztstuhl abzuschwächen oder abzuwenden?

1. Entspannungsübungen als Teil des gesunden Lebensstils.
   Wer die Fähigkeit besitzt, gut zu relaxieren, kann die Belastungen auf dem Zahnarztstuhl beträchtlich abschwächen oder sogar abwenden.
2. Mental gesteuertes Atmen während der Behandlung mit geschlossenen Augen und mit Konzentration der Gedanken auf den Atemrhythmus, ruhig, mitteltief atmend.
3. Musik. Lieblingsmusik des Patienten im Hintergrund spielen lassen.
4. Bilder in der Umgebung des Zahnarztstuhls, z. B. ein Bild mit einem Wasserfall.
5. Hypnose. Manche Zahnärzte wenden leichte Hypnose mit großem Erfolg für die Beruhigung des Patienten und zur Entlastung von Stress an.
6. Angstbekämpfung als Mittel des gesunden Lebensstils. Es gibt eine Redewendung: „Die Angst macht den Schmerz noch schmerzhafter“. Das braucht nicht zu sein.
7. Vertrauensbildung zwischen Zahnarzt und Patient.
8. Permanente ausreichende Versorgung mit Mineralien, insbesondere mit Naturzeolith.

134_Was versteht man unter Umwelt-Zahnmedizin?

Die Anzahl chronisch kranker Menschen nimmt ständig zu. Eine wichtige medizinische Fachrichtung bei der Erforschung chronischer Erkrankungen ist die „Umweltmedizin“. Die Umwelt-Zahnmedizin kann man als Teilgebiet der „Umweltmedizin“ bezeichnen, ebenso wie die Toxikologie, die Immunologie oder gar die Baubiologie.

Umwelt-Zahnmediziner sind speziell ausgebildete Zahnärzte, die sich mit den Wechselwirkungen zahnärztlicher Werkstoffe und dem Gesamtorganismus beschäftigen, entsprechende Untersuchungen und Beratungen durchführen. Sie arbeiten häufig in einem Netzwerk mit oben genannten Fachrichtungen zusammen.

135_Was ist die Suspension-Zahnschiene?

Möchte man die MANC-Suspension länger auf den Zähnen, Zahnfleisch oder Gaumen einwirken lassen, so ist dies besonders gut mit Medikamententräger-Schienen möglich.

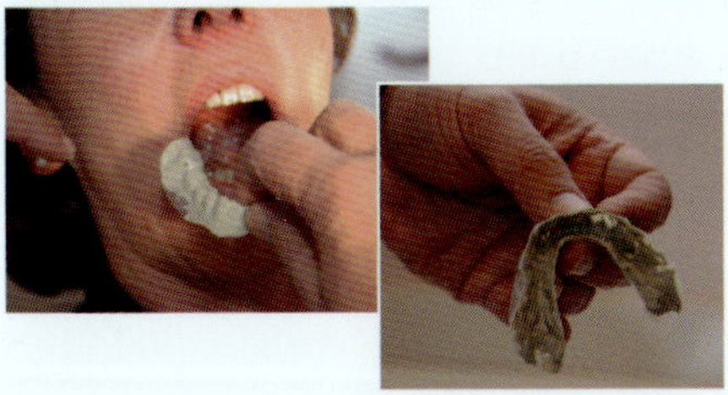

Abbildung 55: Anfertigen einer Suspension-Zahnschiene [Akademie Bauen-Wohnen-Gesundheit 2018]

Dazu nimmt der Zahnarzt jeweils vom Ober- und Unterkiefer einen Abdruck und lässt im zahntechnischen Labor zwei Gipsmodelle herstellen, auf denen die Trägerschienen dann in einem speziellen Tiefziehverfahren hergestellt werden. Die Tiefziehträgerfolie (Schiene) bedeckt nicht nur die Zähne, sondern auch den Gaumen und den schleimhautgetragenen Kieferknochen bis in die sogenannte Umschlagfalte. Zwischen tiefgezogener Schiene und den Zähnen entsteht ein Hohlraum von 0,2 bis 0,5 mm zur Aufnahme der Suspension.

Zum Einsatz kommt diese Schiene sowohl in der Zahnarztpraxis als auch in der Heimanwendung.

Besonders bewährt hat sie sich bei der Parodontitis-Behandlung, der Wundheilung immer wiederkehrenden Entzündungen, aber auch bei der Amalgamsanierung.

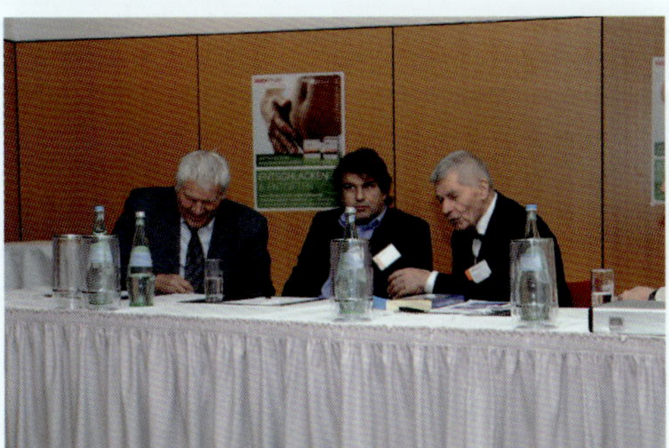

Abbildung 56: Die Autoren (Mitte Dr. Kufahl, rechts Prof. Hecht gemeinsam mit Dr. Walraph, links) im Präsidium einer wissenschaftlichen Konferenz 2008, die sich mit der gesundheitsfördernden Wirkung des Naturzeoliths befasste

Literatur

Abhyankar et al. (2012): Arsenic exposure and hypertension: a systematic review. *Environ Health Perspect.* Apr;**120(4),** S. 494-500

Adams, A.; A. Baldszuhn, F. Hohlfeld; N. Rupp; C. Troebs (1996): *Wunderwerk Mensch.* Verlag das Beste, Stuttgart, Zürich, Wien, 400 Seiten ISBN 3870706414

Alamolhodaei et al. (2015): Arsenic cardiotoxicity: An overview. *Environ Toxicol Pharmacol,* Nov; **40(3)**, S. 1005-14.

Barrer, R. M.; M. B. Makki (1964): Molecularsieve sorbents from clinoptilolite. *Canad. J. Chem.* **42**, S. 1481-1487

Baehr, von V. (2006): Welche Möglichkeiten bietet die moderne Labordiagnostik für die Umwelt-Zahnmedizin? *GPW* **1,** S. 6-13

Becker, R. O. (1984): *Journal of Bioelectricity* **3**, S. 105

Becker, R. O. (1994): *Heilkraft und Gefahren der Elektrizität.* Scherz Verlag - Neue Wissenschaft, Bern, München, Wien (Übersetzung aus dem Englischen)

Belizkiy I. A.; Ja. B. Novoselov (2006): Gegenwärtige Vorstellungen von der Wirkung des Mineralischen Nahrungsergänzungsmittels Litovit beim Menschen. Informationsposter der Wissenschaftlichen Produktionsgesellschaft NOV, Novosibirsk (russisch)

Bgatova, N. P.; Ya. B. Novoselov (2000): Die Bedeutung biologisch aktiver Nahrungsergänzungsmittel auf der Grundlage von Naturmineralien für die Detoxikation des Organismus, Novosibirsk

Bieger, W. P.; I. Frank (2008): Immuntoxikologie chronischer Quecksilberbelastungen. *Z f U* **8(2)**, S. 94-100

Bigazzi (1999): Metals and kidney autoimmunity. *Environ Health Perspect.* Oct; **107** Suppl 5, S. 753-65

Blech, J. (2007): Heißhunger auf Erde. *Der Spiegel* vom 10.12.2007

Bouchard et al. (2009): Blood lead levels and major depressive disorder, panic disorder, and generalized anxiety disorder in US young adults. *Arch Gen Psychiatry.* Dec; **66(12),** S. 1313-9

Bouquot, J. E.; D. D. S.; M. S. D. (1972): Neuralgia-inducing cavitational osteonecrosis (NICO). *Oral Surg Oral Med Oral Pathol* **73**, S. 307-319

Brinkel et al. (2009): A systematic review of arsenic exposure and its social and mental health effects with special reference to Bangladesh. *Int J Environ Res Public Health.* May; **6(5)**, S. 1609-19

Bultman et al. 2017: S. 12

Carlisle, E. M. (1986a): *Silicon in Animal Tissues and Fluids.* Academic Press. Inc. New York

Carlisle, E. M. (1986b): Silicon as an essential trace element in animal nutrition. In: Ciba Foundation Symp. 121: Silicon biochemistry., John Wiley u. Sons, Chichester u. a., S. 123-139

Carlisle, E. M. (1986c): Silicon. In: W. Mertz (ed): *Trace Elements in Human and Animal Nutrition.* 5th edn. Academic Press, Orlando, Florida

Carrión, D. C.(2014): *Lichen ruber planus- and leukoplakia-dependent impairment in relationship between Merkel cells and Aß-nerve endings in the human oral mucosa.* Inauguraldissertation zur Erlangung der zahnärztlichen Doktorwürde der Hohen Medizinischen Fakultät der Universität zu Köln

Chargé, B. (2005): Stellungnahme der Dentalen Produkte Kommission der GZ (DKP) zu kieferorthopädischen Materialien und Herstellungsprozessen. GZM-Praxis und Wissenschaft 5(4), S. 25-29

Chase, H. S. (1879): Oral Electricity. *Dent Cosmos* **21**, S. 205-7

Čhelitshev, N. F.; W. E. Volodin; V. L. Kyukov (1988): Ionenaustauscher der Natur - das hochsiliziumenthaltene Zeolith. Moskau, Nanka, S. 1-128 (russ.) Ionoobmennye svcistva prarodnykh Vysoko-Kremnistykh Zeolitov.

Costa-Neto (2012): Zopharmacognosy. The selfmedication behaviour of animals. *Inter Faces Cientificans* **01**, S. 66-72

Daskaloff,. N. (2005): froximun: Verhalten von isotopenmarkiertem aktiviertem Klinoptilolith-Zeolith während des Durchgangs im Verdauungstrakt. Auszüge vorliegender Forschungsergebnisse, November 2006, S. 41-42

Daunder, M. (1992): *Handbuch der Amalgamvergiftung.* ECOMED

Del Signore, S. J.; E. C. Stack; S. Matson; K. Cormler; K. Smith; R. J. Ferrante; M. Bedford (2004): Chelat-Therapie bei G93A mutierten ALS-Mäusen. ALS Studie der Boston University. Neuroscience

Deutsch, R. J. (2005): Natural Cellular Defence. Scientific Research Monograph

Dörfer, C. D. (2007): *Parodontitis und Allgemeingesundheit.* Z M 97(22), S. 54-62

Drasch, G.; I. Schupp; G. Riedl; G. Günher (1992): Einfluss von Amalgamfüllungen auf die Quecksilberkonzentration in menschlichen Organen. *Dtsch Zahnärztl. Z* **47**, S. 490-496

Drasch, G. (1995): Quecksilberbelastung korreliert mit Anzahl der Amalgamfüllungen. *Mineraloscop* **1/93**

Engler, I. (2004): *Handbuch: Ionisierter Sauerstoff.* Spurbuchverlag, Baunach

Fasano, A. (2012): Leaky gut and autoimmune deseases. *Clinical Rewies in Allergy Immunology* Feb, **42(1)**, S. 71-78

Flowers, J. L.; St. A. Lonkey; R. J. Deutsch (2009): Clinical evidence suporting the use of an activated clinoptilolite suspension as an agent to increase urinary excretion of toxic heavy metals. *Nutrition and Dietary Supplements* **1**, S. 11-18

Frank, I.; P. Bieger (1997): Autoimmunität bei Patienten mit zellulärer Sensibilität gegenüber Dentalmetallen. *Immun Infekt* **2**, S. 70-75

Fröhlich, K. (1984): Zitiert nach Popp. Vortrag der Jahrestagung der DAH. Bad Nauheim

Fröhlich, McCormick (2010): Endogenous electric fields may guide neocortical network activity. *Neuron Volume* **67**, Issue 1, S. 129-143

Gentry et al. (2010): Analysis of genomic dose-response information on arsenic to inform key events in a mode of action for carcinogenicity. *Environ Mol Mutagen.* Jan; **51(1)**, S. 1-14

Gershon, M. D. (1981): The nervous system of the gut. *Gastroenterology*:**80**:S. 1571-94

Gillette-Guyonnet, S.; S. Andrieu; F. Nourhashemi; V. de La Guèronnière; H. Grandjean; B. Vellas (2005): Cognitive impairment and composition of drinking water in women: findings of EPIDOS Study. Service de Médecine interne et Gérontologie Clinique, Hôpital Casselardit, Touluse, France. *Am J Clin Nutr* **81**, S. 897-902

Gleichmann, E. (1995): Metal ion induced autoimmunity. *Current opinion in immunology* **7(6)**, S. 831-8

Gorokhov, W. K.; V. M. Duničev; O. A. Melnikov (1982): Zeolithe aus Sakhalin. Vladivostok, Dalnevostočnoe Knishnoe isdatelstovo, S. 1-105 (russisch) Zeolity Sakhalin.

Graf, C. (1998): Allgemeine und individuelle Ernährungstherapie in der ganzheitlichen Zahnmedizin am Beispiel der Parodontitis marginalis. *GZM Praxis und Wissenschaft* **3(4)**, S. 36-39

Gustavson, B. E. et al. (1954): The effect of different levels of carbohydrate intake on caries activity in 436 individuals observed for five years. *Acta Odont. Scand* **11**, S. 195

Hecht, K. (1984): Dynamik der Wechselbeziehungen zwischen Gesundheit und Krankheit. In: M. M. Chananaschwili; K. Hecht: *Neurosen.* Akademie Verlag Berlin, S. 93-99

Hecht K., E. Hecht-Savoley, Naturmineralien, Regulation, Gesundheit, Schibri-Verlag, 2005

Hecht, K.; E. Hecht-Savoley (2008): *Klinoptilolith-Zeolith - Siliziummineralien und Gesundheit.* Spurbuch Verlag, Baunach; 2. Auflage 2010, 3. Auflage 2011 ISBN 987-3-88778-322-8

Hecht, K. (2013): *Richtiges Atmen mit der richtigen Luft.* Spurbuch Verlag, Baunach

Hecht, K. (2015): *Zeolith. Lebenskraft durch das Urgestein.* Prävention, Detoxhygiene, Ökologie. Spurbuch Verlag, Baunach. ISBN 978-3-88778433-1

Hecht, K. (2017a): *Heilung von Natur und Tierwelt durch Anwendung des Naturzeoliths.* Spurbuch Verlag, Baunach, 160 Seiten. ISBN 978-3-88778-502-4

Heine, H.; O. Bergsmann; F. Perger (Hrsg.) (1975): *Das System der Grundregulation*: Grundlagen der ganzheitsbiologischen Medizin. Haug, Heidelberg

Heine, H. (1989): Aufbau und Funktion der Grundsubstanz. In: A. Pischinger (Hrsg.): *Das System der Grundregulation.* Haug Verlag, Heidelberg, S. 13-87

Hinz, E. (1999): Formen der Geophagie und ihre Bedeutung für die Parasitologie. *Tropenmed. Parasit* **21**, S. 1-14

Holmstrup, P. (1992): Oral mucosa and skin reactions relatet to amalgam. *Adv. Dent Res.* **6**, S. 120-124

Houston (2011): Role of mercury toxicity in hypertension, cardiovascular disease, and stroke. *J Clin Hypertens* (Greenwich) Aug;**13(8)**, S. 621-7

von Humboldt, A. (1859): *Ansichten der Natur.* 1. Band, Stuttgart Cotta S.. 163-98

Hyun Soo Kim et al. (2015): An Overview of Carcinogenic Heavy Metal: Molecular Toxicity Mechanism and Prevention. *J Cancer Prev.* Dec; **20(4)**, S. 232-40

Interdonato et al. (2015): Cadmium delays puberty onset and testis growth in adolescents. *Clin Endocrinol* (Oxf). Sep; **83(3)**, S. 357-62

Jennrich, P (2009): Die medizinische Bedeutung chronischer Metallbelastungen - ein Überblick. *Umweltmedizin-gesellschaft* **22(3)**, S. 256-259

Jugdaohsingh, R.; K. L. Tucker; N. Qiao; L. A. Cupples; D. P. Kiel; J. J. Powell (2004): Dietary silicon intake is a major dietary determinant of bone mineral density in men and pre-menopausal women of the Framingham Offspring Cohort. *Journal Bone and Mineral Research* **19**, S. 297-307

Jugdaohsingh, R. (2007): Silicon and bone health. *The Journal of Nutrition, Health and Aging,* **Band 22**, S. 99-110

Kaufmann, K. (1997): *Silizium – Heilung durch Ursubstanz.* Helfer-Verlag E. Schwabe GmbH, Bad Hamburg

Kellner, G. (1965): Zum Konnex von Wundsetzung, Wundheilungsstörung und chronischer Entzündung. *Österr Teitschr Stomatologie.* **(70)3**, S. 73

Kern et al. (2014): Evidence supporting a link between dental amalgams and chronic illness, fatigue, depression, anxiety, and suicide. *Neuro Endocrinol Lett.* **35(7)**, S. 537-52

Kerstan, D.; G. Quamme (2002): Physiology and pathophysiology of intestinal absorption of magnesium. In: S. G. Massry; H. Morii; Y. Nishizawa: *Calcium in Internal Medicine.* Springer-Verlag London, S. 171-183

Kervran, C. L. (1989): *Biologische Transmutation.* Autorisierte Übersetzung des englischen Werks (Deutsch von Helmut Lasarcyk). Nach der englischen Version von Michel Abehsera. 2. Auflage, Happiness Press P. O. Box DD Magalia California 95954 ISDN 0-916508-47-1

Kober, B. (1955): Die Anwendung der Kieselsäure in der Heilkunde. Münchener Medizinische Woche 23, S. 767-770

Kollath, W. (2005): *Die Ordnung unserer Nahrung.* 17. Aufl., Haug, Stuttgart

Korraah, A. et al. (2012): Induction of apoptosis and upregulation of cellular proliferation in oral leukoplakia cell lines inside electric field. *Oral Surg Oral Med Oral Pathol Oral Radiol*; **113**, S. 644-54

Kuklinski, B. (1997): Mehr Gesundheit für Raucher. Kamphausen Verlag. ISBN: 9783928430050

Kunze, M.2014): *Löslichkeit von Zahnhartsubstanzen im elektrischen Feld.* Inauguraldissertation zur Erlangung der zahnärztlichen Doktorwürde der Hohen Medizinischen Fakultät der Universität zu Köln

Lamprecht, M.; S. Bogner; K. Steinbauer; B. Schuetz; J. F. Greilberger; B. Leber; B. Wagner; E. Zinsel; T. Petek; S. Wallner-Liebmann; T. Oberwinkler; N. Bach; G. Schippinger (2015): Effects of zeolith supplementation on parameters of intestinal barrier integrity, inflammation, redoxbiology and performance in aerobically trained subjects. *Journal of the International Society of Sports Nutrition* **12**, S. 40

Lang, U. (2012): Terra sigillata – Zur Geschichte antiker Heilerden. *Deutsches Ärzteblatt* **109/41**, S. C1627-C1628

Larsson et al. (2015): Urinary cadmium concentration and risk of breast cancer: a systematic review and dose-response meta-analysis. *Am J Epidemiol.* Sep 1; **182(5)**, S. 375-80

Lechner, J. (1992): *Quecksilberbelastung, Strommessung und Nosodentherapie* - Eine kritische Gegenüberstellung. In: P. Reichert; H. v. Treuenfels: Biologische Zahnmedizin. ML Verlag, Uelzen

Lee et al. (2012): Oxidative stress and metal carcinogenesis. *Free Radic Biol Med.* Aug **15;** 53(4), S. 742-57

Lin et al. (2013): Increased risk of cancer mortality associated with cadmium exposures in older Americans with low zinc intake. *J Toxicol Environ Health A.*; **76(1)**, S. 1-15

Lin et al. (2016): Dietary intake and urinary level of cadmium and breast cancer risk: A meta-analysis. *Cancer Epidemiol.* Jun; **42**, S. 101-7

Lips, J.; E. Lips (1961): Vom Ursprung der Dinge. 4. Auflage

Mayer, E. (2003): *Mayer Emeran* A Current insights into the pathophysiology of irritable bowel syndrome. *Current gastroenterology reports* **5(4),** S.331-6

Miller, W. D. (1897): *Zahn- und Mundleiden mit Bezug auf Allgemeinerkrankungen.*

Montinaro, M.; D. Uberti; G. Maccarinelli; S. A. Bonini; G. Ferrari-Toninelli; M. Memo (2013): Dietary zeolite supplementation reduces oxidative damage and plaque generation in the brain of an Alzheimer's disease mouse model. Department of Biomedical Sciences and Biotechnologies, University of Brescia, 25123

Brescia, Italy. *Life Sci*, http://dx.doi.org/10.1016/j.lfs.2013.03.008

Motts et al. (2014): Novel biomarkers of mercury-induced autoimmune dysfunction: a cross-sectional study in Amazonian Brazil. *Environ Res.* Jul;**132**, S. 12-8

Mukherjee et al. (2014): Platelet hyperactivity, neurobehavioral symptoms and depression among Indian women chronically exposed to low level of arsenic. *Neurotoxicology*, Dec;**4 5**, S. 159-67

Niedermeier, W, (2015): Oraler Galvanismus – Ursachen. *ZWR-Das Deutsche Zahnärzteblatt*, **124 (12)**, S 578-584

Novakovic, D. (2012): *Löslichkeit dentaler Befestigungsmaterialien im elektrischen Feld.* Inauguraldissertation zur Erlangung der zahnärztlichen Doktorwürde der Hohen Medizinischen Fakultät der Universität zu Köln

Olea, N. et al. (1995): *Die östrogene Wirkung der in der Zahnheilkunde verwendeten, auf Harz basierenden Füllungen und Versieglern.* Department of radiology, School of Medicine, Universidad de Granada (dtsch. Übersetzung des Originals)

Oschilewski, U.; U. Kiesel; H. Kolb (1985): Administration of silica prevents diabetes in BB-rats. *Diabetes* **34**, S. 197-199

Pavelič, K.; S. Schimpf; J. Meyer-Wegner (2004): *Zeolithe.* Die Kraft aus dem Urgestein der Erde. 1-98, keine Verlagsangabe

Perger, F. (1979): Das Grundsystem nach Pischinger. *Phys. Med. u. Reh.* **20**, S. 275-287

Pischinger, A. (1990): *Das System der Grundregulation.* 1. Aufl. (1975) und 8. Aufl. (1990), Haug Verlag, Heidelberg

Prochocukov (1973): Isotopenversuche. In: Schnitzer: *Gesunde Zähne.* Bad Homburg

Polydorou, O.; R. Trittler; E. Hellwig; K. Kümmerer (2007): Elution of monomers from two conventional dental composite materials. *Dent Mater* **23(12)**, S. 1535-41

Price, W. A. (1936): Why dental caries with modern civilization? *Dental Digest*, März 1934-März 1936

Price, W. A. (1948): *Nutrition and Physical Degeneration.* Amer. Acad. of Applied Nutrition. Pasadena, Calif.

Price, W. A. (1997): *Ernährung und körperliche Degeneration.*

Priehn-Küpper, S. (1998): Neue Konzepte im Kampf gegen Karies. *Z M* **88(3),** S. 48-50

Proell, F. (1956): *Zahnaufbau und Zahnverfall in Abhängigkeit von der Ernährung.* Leipzig

Pschyrembel (2000): WörterbuchNaturheilkunde. Walter deGruyter Verlag, Berin, New York

Reichl, F. X. (2003): Toxikologise zahnärztlicher Restaurationsmaterialien. *Z M* **93(7)**, S. 834

Reichl, F. X. (2008): Metabolische Wirkungen der Kunststoffe auf den Organismus. Vortrag auf dem Netzwerkkongress der *G Z M* am 31.052008 (Mitschrift)

Reisert, P. M. (2001): Biokompatibilität - Was ist das? *Die Zahnarztwoche* **47,** S. 3

Rimpler, M. (1987): Der Extrazellulärraum – eine unterschätzte Größe. Ein neuer Ansatz der Zellpathologie. *Therapie Woche* **37**, S. 37-40

Robert Koch Institut (RKI) (2002): Diagnostische Relevanz des Lymphozyten-Transformationststs in der Umweltmedizin. *Bundesgesundheitsbl* **9**, S. 745-749

Roller, E.; H. D. Weiß; K. H. Maier (1997): *Tübinger Amalgamstudie.* II. Teil. Zusammenhang der Quecksilberkonzentration im Speichel und bestimmte Krankheitssymptome. Arbeitskreis Umweltanalytik an der Universität Tübingen, Tübingen

Rusch, H. P. (2004): *Bodenfruchtbarkeit.* OLV Organischer Verlag für Garten und Ökologie

Schäfer, K. (1996): Wissenschaftlicher Erkenntnisstand zur Amalgamverträglichkeit. *G P W* **1;3**, S. 5-9

Schöhl, H. (1994): *Gebis krankheiten und Gesundheit*: Ätiologie und Prophylaxe auf Stoffwechselgrundlage. Med.-Literarische Verl.-Ges. Uelzen ISBN 3-88136-163-4

Scholl, O.; K. Letters (1959): Über die Kieselsäure und ihre physiologische Wirkung in der Geriatrie. München, *Medizinische Wochenschrift* **101/5**, S. 2321-2325

Scinicariello and Buser (2015): Blood cadmium and depressive symptoms in young adults (aged 20-39 years). *Psychol Med.* Mar; **45(4)**, S. 807-15

Servan-Schreiber, D. (2008): *Das Antikrebsbuch.* Kapitel 9: Antikrebspsyche, Kapitel 10: Der Angst die Spitze

Shakov, Y. I. (1999): In: O. A. Veretenina; N. V. Kostina; T. Novoselova; Y. B. Vovoselov; A. G. Ronnisonn (2003): *Litovit.* Novosibirsk, S. 38-39 (russisch)

Shakov, Y. I. (2003): Klinische Studie zur Wirkung von Litovit bei der Ausleitung von Schwermetallen aus dem menschlichen Körper. Forschungsbericht der Tshelbinsker Staatlichen Medizinischen Akademie des

Ministeriums für Gesundheitswesen der Russischen Föderation. (russisch)

Shiue, I. (2014): Higher urinary heavy metal, arsenic, and phthalate concentrations in people with high blood pressure: US NHANES, 2009-2010. *Blood Press.* Dec; **23(6),** S. 363-9

Shiue, I. (2015): Urinary heavy metals, phthalates and polyaromatic hydrocarbons independent of health events are associated with adult depression: USA NHANES, 2011-2012. *Environ Sci Pollut Res Int.* Jul **1**

Del Signore, St. J. et al. (2007): Chelation Therapy in G93A Transgenic Amyotropic Lateral Sklerosis Mice. Neuroscience

Staehle, H. J. (1994): Gesundheitsrisiken durch zahnärztliche Materialien. *Dtsch. Ärzteblatt* (Heft 8) **91**, S. 495-500

Steinecke, G.; E. Walraph (2015): Bericht zur klinischen Bewertung des MANC-Zeoliths (mikronisierter aktivierter natürlicher Zeolith)

Syrjänen et al. (1989): Dental infections in association with cerebral infarction in young and middle-aged men. *J Intern Med* **225**, S. 179-184

Trendlenburg, W. (1917): Stereoskopische Raummessung an Röntgenaufnahmen. Berlin : Springer, Berlin

Vaziri (2008): Mechanisms of lead-induced hypertension and cardiovascular disease. *Am J Physiol Heart Circ Physiol.* Aug;**295(2)**, S. H454-65

Veretenina, O. A.; N. V. Kostina; T. I. Novoselova; Ja. B. Novoselov; A. G. Roninson (2003): *Litovit.* Novosibirsk, Izdar (Verlag) Ekor, S. 1-103 (russisch) ISBN 5-85618-107-7

Vimy, M. J.; Y. Takahashi; F. L. Lorscheider (1990): Die Verteilung des aus Amalgamfüllungen freiwerdenden Quecksilbers im Mutterorganismus und im Fötus. *Am J Physiol* **258**, S. 939-945

Volcani, B. E. (1986): Diskussionsbeitrag Ciba Foundation Symposium 121: Silicon biochemistry. John Wiley u. Sons, Chichester, New York, Sydney, Toronto, Singapore, S. 110

Voronkov, M. G.; G. L. Zelchan; E. Lukevitz (1975): *Silizium und Leben.* Akademie-Verlag, Berlin

Voronkov, M. G.; I. G. Kusnezov (1984): Silizium in der lebendigen Natur. Nowosibirsk, Nauke, S. 1-157 (russisch). Kremnij w shiwei prirode

Wani et al. (2015): Lead toxicity: a review. *Interdiscip Toxicol.* Jun; **8(2),** S. 55-64

Washuttl, J.; R. Viebahn; I. Steiner (1989): Immunological examinations in patients with chronic conditions under administration of ozone/oxygen mixtures. *Ozone Sci Engin* **11**, S. 411.417

White, K. N.; A. L. Ejim; R. C. Walton; A. P. Brown; R. Jugdaohsingh; J. J. Powell; C. R. McCrohan (2008): Avoidance of aluminum toxicity in freshwater snails involved intracelluar silicon-aluminum biointeraction. *Environ Sci Technol* **42(6)**, S. 2189-2894

WHO (2016): 1/4 aller Krankheiten und Todesfälle sind auf Belastung durch Umweltschadstoffe zurückzuführen. WHO-Faltblatt „Bestandsaufnahme der Fortschritte im Bereich Umwelt und Gesundheit in der Europäischen Region“.

William, R. J. P. (1986): Introduction to silicon chemistry and biochemistry. In Ciba Foundation Symposium 121: Silicon biochemistry. Wiley and Sons, Chichester u. a., S. 24-39

Wirth and Mijal (2010): Adverse effects of low level heavy metal exposure on male reproductive function. *Syst Biol Reprod Med.* Apr; **56(2)**, S. 147-67

Wortberg, W. (2013): Bin ich umweltkrank? Die Ursachen von Krebs und chronische Krankheiten erkennen und vermeiden. Mediengruppe Oberfranken, 312 Seiten ISBN: 978-3944002101

Wu et al. (2016): Environmental Exposure to Cadmium: Health Risk Assessment and its Associations with Hypertension and Impaired Kidney Function. *Sci Rep.* Jul **14;6**, S. 29989

Zituni, D. et al. (2014): The growth of Staphylococcus aureus and Escherichia coli in low-direct current electric fields. *Int J Oral Sci.* Mar; **6(1)**, S. 7-14

Kurzbiografie der Autoren

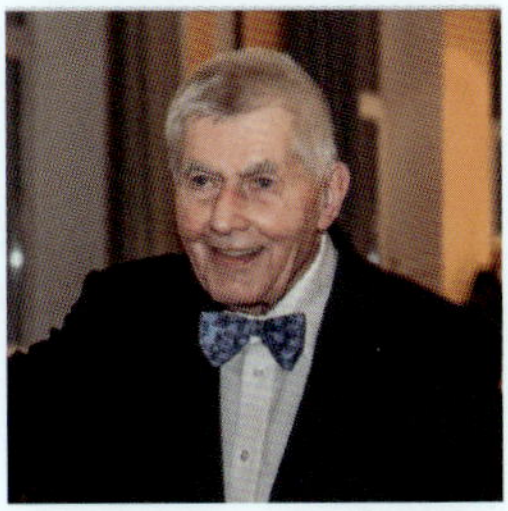

Dr. med. Dr. med. habil. Karl Hecht
Geb. 15.02.1924 in Wohlmirstedt (Kreis Nebra)

Arzt, Wissenschaftler (ganzheitsmedizinischer), Hochschullehrer, Buchautor, Seniorensportler

1950 - 1955	Studium an der Medizinischen Fakultät (Charité) der Humboldt-Universität zu Berlin
1957	Promotion zum Dr. med.
1970	Habilitation zum Dr. med. habil.
1971	Ernennung zum ordentlichen Professor der Sektion Neurophysiologie der Akademie der Wissenschaften der DDR
1977	Berufung zum Professor und zum Direktor des Instituts für experimentelle und klinische Pathophysiologie an der Charité der Humboldt-Universität zu Berlin (Pathophysiologie = Lehre von den Funktionen der Krankheitsentwicklungen)

Schwerpunkte der Forschungsarbeiten: Stress-, Schlaf-, Chrono-, Umwelt-, Weltraummedizin, Blutdruckregulation, Mineralstoffwechsel, Neuropsychobiologie, Regulationspeptide, Gesundheitswissenschaften, Neurowissenschaften.

Schwerpunkte der letzten 15 Jahre: Mineralien und Gesundheit, Gesundheits- und Schlafstörer, Elektrosmog, weltraummedizinische Erkenntnisse für gutes Schlafen auf der Erde (Gravity-Bett), niedriger und hoher Blutdruck, nichtmedikamentöse Kuren: Zum gesund und jung bleiben beim Älterwerden, Kurzentrum NaturMed Davutlar (Westtürkei)

Förderung des wissenschaftlichen Nachwuchses: 173 Doktoranden zur Promotion geführt.

Gewählte und Ehrenmitgliedschaften (Beispiele):

- Mitglied der Internationalen Akademie für Astronautik (Paris)
- Ausländisches Mitglied der Russischen Akademie der Wissenschaften (Moskau)
- Ehrenmitglied der physiologischen Gesellschaft Kuba, Havanna
- Ehrenmitglied der Tschechischen Medizinischen Gesellschaft „Purkinje“, Prag

- Ehrenpräsident der „World Organization for Scientific Cooperation" WOSCO Science without borders – London
- Oleg-Gazenko-Medaille, Abteilung Physiologie und medizinische Grundlagenforschung der Russischen Akademie der Wissenschaften, Moskau 2015

Einschlägige Publikationen des Autor

Hecht, K.; E. N. Hecht-Savoley (2005, 2008): *Naturmineralien, Regulation, Gesundheit.* Schibri-Verlag, Berlin, Milow, 1. und 2. Auflage
ISBN 3-937895-05-1

Hecht, K.; E. Hecht-Savoley (2008): *Klinoptilolith-Zeolith - Siliziummineralien und Gesundheit.* Spurbuchverlag, Baunach; 2. Auflage 2010, 3. Auflage 2011
ISBN 987-3-88778-322-8

Hecht, K. (2009a): Therapeuten benötigen Sanogenetika mit bioregulatorischen Eigenschaften. Zur systemischen Mineralstoffwechselregulation SiO_2-reicher Naturstoffe. Teil I. *OM u. Ernährung* **128**, S. 22-31

Hecht, K. (2009b): Therapeuten benötigen Sanogenetika mit bioregulatorischen Eigenschaften. Zur systemischen Mineralstoffwechselregulation SiO_2-reicher Naturstoffe. Teil II. *OM u. Ernährung* **129**, S. 32-40

Hecht, K. (2013): *Richtiges Atmen mit der richtigen Luft.* Spurbuchverlag, Baunach

Hecht, K.; E. Hecht-Savoley; A. Kölling; P. Meffert (2014): Das essentielle Spurenelement Silizium und der Siliziumgehalt im Blut von älteren Menschen nach langjähriger Einnahme von Klinoptilolith, Zeolith und Montmorillonit. *OM und Ernährung* **148**, S. 16-23

Hecht, K. (2015a): *Zeolith. Lebenskraft durch das Urgestein.* Prävention, Detoxhygiene, Ökologie. Spurbuchverlag, Baunach
ISBN 978-3-88778433-1

Hecht, K. (2015b): *Antworten auf 100 Fragen zur gesundheitsfördernden Wirkung desNaturzeoliths.* Spurbuchverlag, Baunach
ISBN 978-3-88778-446-1

Hecht, K. (2015c): Aluminium, Aluminiumsilikate, Aluminium-Alzheimer-Mythos. Ein Beitrag zur biologischen Wirkung von Aluminium-Verbindungen im menschlichen Körper und zu möglichen Ursachen der Demenz. Teil I. *OM u. Ernährung,* Nr. **150**, S. 41.46 (Teil II erscheint in OM u. Ernährung Nr. 151, S. 46-62

Hecht, K. (2015d): Ökologisch saubere Nahrungsprodukte. Nutztierhaltung ohne Antibiotika. Stattdessen Gewährleistung der Zoopharmakognosie durch Naturzeolith und Montmorillonit. *Orthomolekulare Medizin und Ernährung* **152**, S. 22-34

Hecht, K. (2016): *Answers to 100 Questions on the Power of Naturzeolithe.* Spurbuchverlag, Baunach

Hecht, K. (2017): *Heilung von Natur und Tierwelt durch Anwendung des Naturzeoliths.* Spurbuchverlag, Baunach, 160 Seiten
ISBN 978-3-88778-502-4

Dr. med. dent. Wolfgang Kufahl

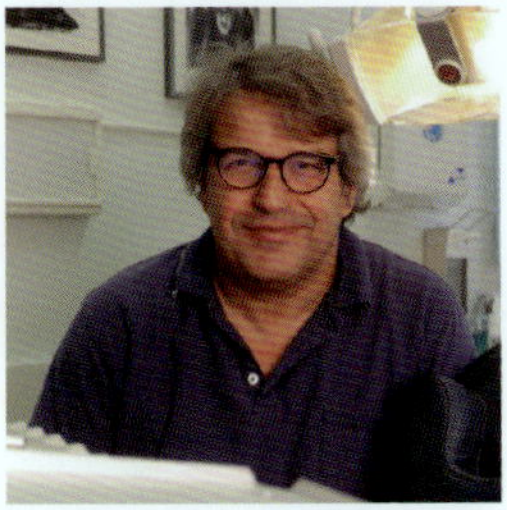

Der 1958 in Gelsenkirchen geborene und jetzige Umweltzahnmediziner absolvierte sein Studium an der Uni in Hamburg. 1997 Promotion zum Doktor der Zahnmedizin über Tinnitus und Gingko biloba.

Dr. Kufahl praktizierte über 20 Jahre in eigener Praxis in Uelzen sowie im Flow-Healthcare Zentrum im Hamburger Chilehaus, seit 2017 in eigener Praxis in Lübeck. Als Umweltzahnmediziner beschäftigt er sich seit vielen Jahren mit dem Einfluss und den Wechselwirkungen von zahnärztlichen Werkstoffen auf die Gesundheit. Als weltweit einer der ersten Zahnmediziner setzte er mit großem Erfolg natürliches Zeolith in der Zahnheilkunde ein. An der Entwicklung eines Zahnmoduls für ein medizinisches Messgerät war Dr. Kufahl federführend beteiligt und legte damit den Grundstein für eine validierte Meridiandiagnostik in der Zahnheilkunde.

Die Auswahl der richtigen Werkstoffe bei zahnmedizinischen Behandlungen und dem Setzen von Implantaten wurde dadurch wesentlich erleichtert, ungewünschte Wechsel- und Nebenwirkungen können somit minimiert werden. Durch laufende Weiterbildungen ist Dr. Kufahl stets auf dem neuesten Stand der Zahnmedizin. Als Redner ist er ein gefragter Gast auf Fachveranstaltungen, diverse Fachpublikationen und Fernsehspots dokumentieren sein Engagement für Gesundheit und Wohlbefinden der Menschen.

Sein umfangreiches Fachwissen im Bereich des Austestens von Verträglichkeiten und Wechselwirkungen der unterschiedlichsten Materialien, Gifte und Allergene vermittelt er in seinen Vorlesungen an der Akademie Bauen, Wohnen, Gesundheit.

Zusatzausbildungen:

- Manuelle Therapie (Chirotherapie)
- Neuraltherapie
- Hypnose
- Kinesiologie
- Ayurveda
- TCM
- Umweltmedizin: Immunologie, Toxikologie, Infektiologie, Baubiologie

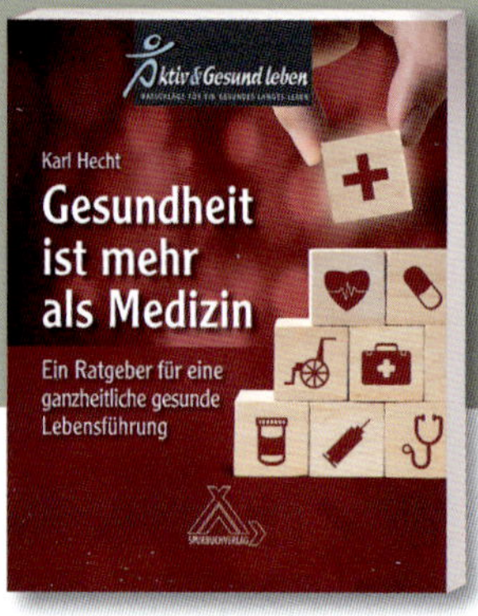

Gesundheit ist mehr als Medizin – Band 1

Dieses Buch ist ein Ratgeber für eine ganzheitlich-naturverbundene Prophylaxe, die mit einer ganzheitlichen gesunden Lebensführung zur Harmonisierung von Geist, Emotionen und Körper mit der Natur und psychosozialen Beziehungen erreicht werden kann.

Die zunehmende Ökonomisierung des Gesundheitswesens mit der Bezeichnung Gesundheitswirtschaft betrachtet den Patienten als Ressource und die Gesundheit als Ware. Gleichzeitig wird den Ärzten und Ärztinnen die Möglichkeit, die ärztliche Kunst auszuüben, versagt, indem sie an Leitlinien und Bürokratie gebunden zur Marionette degradiert werden. Das bedeutet für jeden, dem seine Gesundheit lieb ist, selbst die Verantwortung für sich zu übernehmen und eine konsequente ganzheitliche gesunde Lebensführung in seinem Alltag einzubauen. Mit diesem Buch möchte der Autor dazu Anregungen und Empfehlungen geben.

Karl Hecht:
Gesundheit ist mehr als Medizin – Band 1
240 Seiten, Softcover, 17,5 x 22 cm,
ISBN 978-3-88778-584-0, 1. Auflage

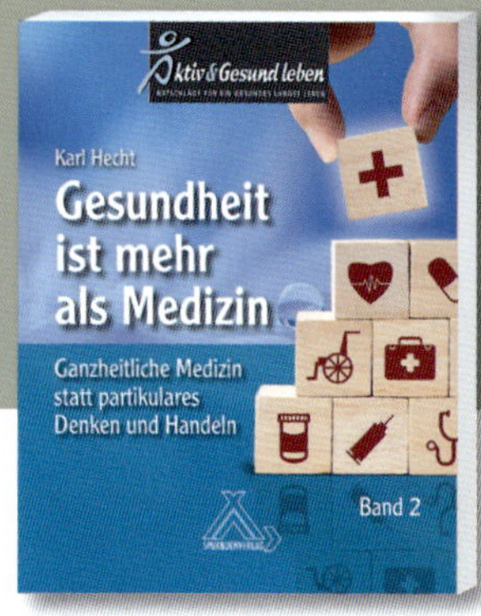

Gesundheit ist mehr als Medizin – Band 2

Die gesamte westliche medizinische Wissenschaft ignoriert die Ganzheit des Menschen und dessen psychobiologische Funktionen. Das ist ein großer Irrtum. Diese Situation beschrieb Friedrich Cramer, ehemaliger Direktor des Max-Planck-Instituts für experimentelle Medizin und Genforscher: „Das Gros der Wissenschaftler denkt ausschließlich partikular. Sie sind so organisiert, dass sie das Spezialwissen fördern. Aber Weisheit kommt nur aus Gesamtschau. ... Lebenswissenschaft kann niemals partikular sein. Sie ist immer ganzheitlich. Mag sein, dass sie dann von den so genannten exakten Wissenschaften belächelt und nicht für voll genommen wird. Das müssen wir auf uns nehmen, denn wir haben es mit Lebendigem zu tun, für das wir Verantwortung tragen."

Gesundheit ist mehr als die Summe von medizinischen Einzeldisziplinen und den Diagnosen verschiedener Fachärzte. Ein gesunder Mensch braucht ein ganzheitliches Denken, Handeln und Behandeln.

Karl Hecht:
Gesundheit ist mehr als Medizin – Band 2
168 Seiten, Softcover, 17,5 x 22 cm,
ISBN 978-3-88778-585-7, 1. Auflage

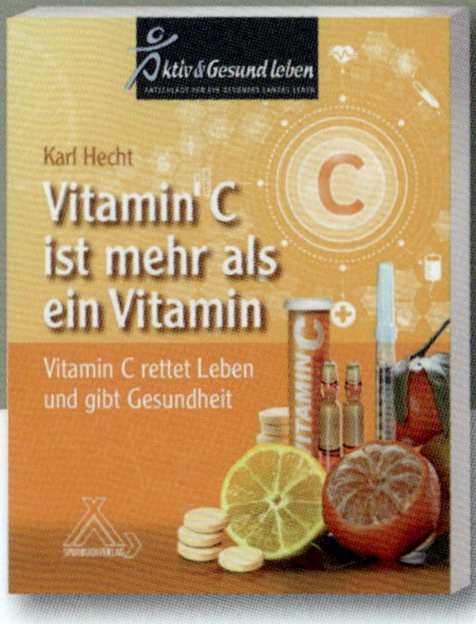

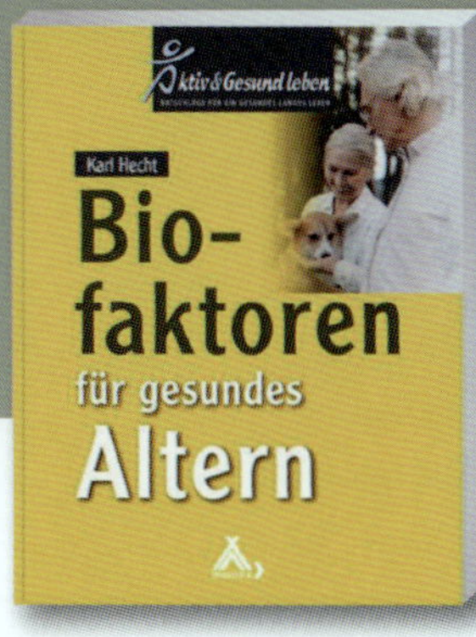

Vitamin C ist mehr als ein Vitamin

Das Buch stellt uralte wie auch neue, höchst wirksame Methoden der Selbstheilung vor, ebenso die für unser Leben wesentlichen Erkenntnisse, die für eine gesunde Lebensausrichtung von fundamentaler Bedeutung sind. Es umfasst das ganze menschliche Sein und erläutert auch das, was üblicherweise unausgesprochen bleibt. Die Erfahrbarkeit stofflicher, feinstofflicher, mentaler und seelischer Veränderungsprozesse wird nachvollziehbar beschrieben. Der Leser wird dazu angeregt, die vorgestellten Methoden zur Steigerung des eigenen Gesundheitsniveaus eigenständig und mit Erfolg anzuwenden.

Der Autor berichtet aus eigener Erfahrung. Er war mit 23 Jahren bereits austherapiert, suchte und fand aber die Lösung, zunächst zum Überleben, nach Jahren dann zu einem völlig beschwerdefreien gesunden Leben ohne Medikamente. Schließlich entdeckte er auch die fundamentalen Gesetze des Seins sowie ihre Umsetzung in die eigene Lebensrealität.

Karl Hecht:
Vitamin C ist mehr als ein Vitamin
72 Seiten, Softcover, 17 x 21,5 cm,
ISBN 978-3-88778-066-1, 1. Auflage

Biofaktoren für gesundes Altern

Das Geheimnis eines langen gesunden Lebens über die 100 Lebensjahre hinweg ist derzeit in aller Munde. Prof. em. Prof. Dr. med. habil. Karl Hecht darf ohne Übertreibung als einer der Initiatoren dieses Trends genannt werden. Wie sich Lebensstil und Biofaktoren auf unser Alter auswirken, hat er in seinem neuen Buch beschrieben. Es ist das letzte Buch in einer langen Reihe, denn am 23.09.2022 verstarb Prof. Hecht eher überraschend im Alter von 98,7 Jahren. Eine Woche vorher hatte er uns tatsächlich noch das Manuskript seines Vermächtnisses zugeschickt. Eine Empfehlung für alle Leser, ein Lebensalter von mindestens 100 Jahren zu erreichen. Er war fest davon überzeugt dieses Alter selbst auch zu erreichen.

Das Geheimnis eines langen gesunden Lebens liegt einerseits in der Vermeidung vieler unnötiger Medikamenten und in einem gesundheitsorientierten Lebensstil: Bewegung, Entgiftung des Körpers von Umwelteinflüssen sowie eine Erkennung der wirklichen Biofaktoren, die bei jedem Menschen etwas anders verlaufen können.

Karl Hecht: Biofaktoren für gesundes Altern
164 Seiten, Softcover 17,4 x 21,9 cm,
ISBN 978-3-88778-067-8, 1. Auflage

www.spurbuch.de